改變腫瘤微環境，
以自癒力克服癌症

自己的癌症
自己救

Own Your Cancer,
Empower Yourself

新光醫院腫瘤治療科主任 **季匡華**／著

陳旻苹／採訪撰述

推薦序 腫瘤微環境像一個城市，提供正面能量才能啟動變化

　　季匡華教授是一位充滿熱情與創意的醫師，無論從哪一個角度來看，他沒有門戶之見。

　　在專業上有獨到的論述能力，能把複雜的腫瘤治療觀念說得眼神發光。以宏觀的角度來看，腫瘤微環境像一個城市，是各群人不斷相互發生影響的動態過程。

　　這過程一定是人進得來，貨出得去。重點是要提供一個正面能量，才能啟動變化。電熱療或許也在傳達同一個概念吧！

高雄市長　韓國瑜

2019. 01. 10

目錄 ➕

Chapter 1 🧬 常見的十二大癌症迷思

Chapter 2　請先認識腫瘤微環境——
一場體內共生破壞的結果

Chapter 3　癌症免疫治療——
陰陽平衡的體內戰鬥

Chapter 4 癌症的熱治療——自癒力量的一大幫手

Chapter 5 自己的癌症自己救

Chapter 6 調整起居作息 避免癌症上身

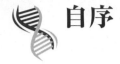# 自序

　　腫瘤醫師抗癌歷史充滿了愛心、才智、創見與毅力，但也交織了學閥式的傲慢和誤解，我見證了30年來癌症治療觀念由焦土策略轉變爲與癌共生的巨大改變過程，比上一代醫師或下一代醫師多了許多體會。我一路尋求解開癌症妙方，但始終也只能沿著邊角了解，事實上，所有的學問皆是「你愈是想弄清楚一個問題卻得到更多的問題」，所以有很多觀點是個人的初步印象，談不上金科玉律。希望這本書中能提供某些治療的新觀念，尤其，電熱療是我們率先提出的，也希望病患及家屬從中感受到希望的力量。

　　明顯地，有兩種不同的聲音代表兩個極端的陣營，一些廣爲流傳的網路影片大喇喇地數落化療、放療的可怕與醫界的「黑暗」，同時卻也提不出另類醫療好處的道理來；另一方面，雖然滿口的根據「證據醫學」，卻充滿偏見的排斥，即使也是受西方醫學薰陶的他科醫師，遑論對中醫、自然療法、營養介入等學者充滿獵巫與鄙視，但是他

們對於腫瘤學的「精髓」也時常語焉不詳。

在教學與行醫的多年中，我學習到細心觀察，以及多多請益的習慣。曾經接受過完整的腫瘤科訓練，是國內少數同時擁有放射腫瘤與腫瘤內科雙執照的臨床醫師，有相當的基礎醫學訓練，曾經是台北榮民總醫院藥物治療科與放射治療科的主任，執行過台灣第一個樹狀細胞醫療的臨床試驗，也執行過台灣第一個中藥新藥的臨床試驗，在中藥委員會也歷練過二年委員，對於「整合醫學」從來就較無偏見，並早已習慣被放射腫瘤學會與腫瘤內科學會這二大學會視為「非主流的意見領袖」的微妙政治氛圍，雖然我的訓練足夠指導許多年輕醫師，但總覺得仍會讓部分病人失望，也曾有不少束手無策的時候。

一直到最近三年接觸到「電熱療」、「免疫檢查點抗體」，以及趕上衛生福利部開放「細胞醫療」的立場，有一種任督兩脈被打通的感覺，將自己對於癌症學的「整合看法」做出整理，此其時矣。喜悅健康診所的王創辦人是少數幾位身體力行防老養生之道，卻又學富五車、喜歡閱讀，是少數非常了解腫瘤醫學精髓的企業家。與之一見如故、相見恨晚。受其鼓勵，介紹時報出版社趙董事長，在三個月內將我個人的「修為與見解」，一鼓作氣完成。感

謝新光腫瘤治療科醫療團隊夥伴，楊凱琳醫師、王愈善博士等協助，年輕醫師季戀欣的創意，澳籍的運動生理學家Andrew Nicholls撰寫第六章，最後由資深媒體記者陳旻苹小姐的文字整理，本書得以完成。

　　本書的大致理論架構是這樣的，「失去的身體恆定，要靠能量額外補充來維持之」，這個能量指的是生物電能，理論簡單易懂，但實務是什麼，卻是我花了30多年的時間才略知一、二的。就像地球能量嚴重失衡，極端氣候變遷頻繁，靠減碳就能解決嗎？我想答案可能是一籃子。癌症的問題也是如此，不是我能解決的，不過，要打贏這場戰爭，我們的腦子就必須要容得下「自己的癌症自己救」這種最基本的態度。自己救講的就是自己內生的免疫力，也就是「自癒力」。腫瘤免疫學最待解也最令人期待的可能不只是藥廠製造的各種抗體或是生技公司製造的細胞醫療等外來的「醫療力」，而是如何安全的點醒我們與生俱來的排斥力量。我用了相當篇幅來說明癌症肇因於一個失去共生恆定的微環境，一開始有幾個癌細胞破壞共生所維持的恆定，漸漸地只剩下利己的微環境，利用這個微環境來壯大癌細胞，使之難以治療，就像永遠無法修復的傷口，但不見得不能逆轉。我們先天的排斥力特別明顯的

喪失於腫瘤微環境中，整個免疫循環的完成也必須透過改變腫瘤微環境，才得以得到自癒力。

身體能動員維持恆定的細胞就是由外而內的免疫細胞、骨髓細胞、身體的正常內分泌系統、神經系統等等身心靈的鍛鍊，一起提供再度維持恆定所需的一切力量，也許這些力量仍然不夠，但我愈來愈覺得讓人體自然的力量發揮到最大，才是唯一實際的方法。我們醫師能輔助的只是如何去除腫瘤的兵力，用免疫、標靶藥物去除掉更多負面的影響，在恢復免疫恆定的力量時（陽或陰都需要）同時增加免疫力及抗發炎。利用提高粒線體代謝的藥物，協助恆定的發生。

更重要的是，我們醫療團隊認為電熱治療能提供一個物理的振盪能量，協助癌細胞重建其膜電位差，重建其結構生理，改善微環境，當然最難的也是這一部分了。因腫瘤組織有別於正常組織的物理結構及化學物質，所以在特殊的電場環境下，帶有不一樣的電場特性，腫瘤微環境的改變不僅要有藥物幫忙，「物理」的幫忙也極其重要，電磁波與電場無遠弗屆，能穿透障蔽到達腫瘤位置，是協助它們回復到正常電磁波的必要手段，當然，如何「個人化」是個尚未解決的問題，希望有企業家認同我的看法，

透過本書與我們團隊聯絡，大家共同在這方面努力。

　　癌症的不幸，不全在於其之不治，而在於太多「本來可以治好的，就差了那麼一點點」的遺憾，這些遺憾有的來自於病人大意，耽誤了早期診斷早期治療，更多的也許是來自於醫師，第一次沒治好，讓病復發了，沒讓病人在治療的期間獲得免疫力，或者是社會沒能提供足夠的知識保障，讓病人聽信太多網路謠言，或社會沒有提供有效率的經濟保障，讓病人沒錢去治療。癌症不是局部的病，但一開始一定是局部，只要局部能做到更好，癌症的治癒率一定變得更好；藥物越進步，微小的轉移腫瘤越容易被控制，此時，局部較大的腫瘤搭配放療成功的機率就更大了。

　　本書相當強調局部放療的重要性，大多數的醫師會理解手術對局部的功效，但一提到放療就馬上覺得局部治療沒有用。我看了太多失敗的病例，肇因於主治醫師過度迷信用藥而忽略了放射治療的重要，一旦局部復發，很容易引起連鎖性的失敗，錯失治癒的機會。放射治療不僅是局部治療，更是產生免疫力的重要方法。嚴格來說，局部免疫治療才是引發全身免疫反應的關鍵，透過改造腫瘤微環境為目的的局部免疫治療絕對不應該輕忽了放療與熱療的

卓越性，所謂「原位疫苗」療法就是我們努力的方向。

腫瘤的治療進入標靶與個人化的時代，除了用藥之外，腫瘤微環境的改善是重中之重，隨著治療，微環境的變化伴隨著什麼指標？這些指標如何測量、檢驗去理解並預測微環境的變化？每個人、每個腫瘤及其組織細胞膜上皆有其特定的頻率與能量吸收，就像某個音階頻率能震碎玻璃一樣。同理，細胞醫療是個人化的醫療，也是未來癌症的走向，細胞醫療結合個人化的電熱療，必有其未來的醫療角色。

至於現在要做什麼？大家應一方面以正面態度看待治療，一方面勇於與醫師討論。因為現在的癌病治療方案，很多都有部分程度的科學證據力，網路也找得到類似的意見，其實迴旋的空間很大。拿科學做靠山或拿哲學做靠山，其差別不過是一些對數字的解讀方式（幾個月的差別）。病人常要想「我能否為自己做些事？」、「我如何追求最大的幸福感？」，醫師反而要常想「我是否能用些更保守的治療方式？」、「如何保障病人最大的生活品質？」。如此才正是跨出「醫療有限而自癒力無限」此一認知的第一步。

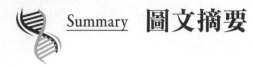 **圖文摘要**

微環境讓好的進得來，壞的出得去，癌病不再來

誰能控制腫瘤微環境，誰就能控制癌症。

(1)透過電能，使鈣離子向內流，危險訊號（如熱休克蛋白、壞死癌細胞）向外流。

(2)讓先天免疫例如樹狀細胞 NK 細胞進得來，微環境壞的巨噬細胞（M2）變爲好的巨噬細胞（M1）。

(3)讓微環境的發炎反應降低，抗發炎力增加，讓後天免疫力（T 細胞）進得來。

(4)微環境內的整體促癌力（陽）轉換爲抑癌力（陰），讓帶著記憶的自體免疫 T 細胞源源進得來。最後的結果就是自癒力發起來。

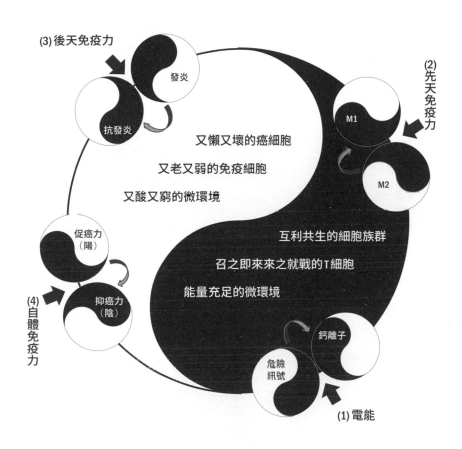

(3) 後天免疫力

發炎

抗發炎

又懶又壞的癌細胞

又老又弱的免疫細胞

又酸又窮的微環境

(2) 先天免疫力

M1

M2

互利共生的細胞族群

召之即來來之就戰的T細胞

能量充足的微環境

促癌力
（陽）

抑癌力
（陰）

(4) 自體免疫力

鈣離子

危險
訊號

(1) 電能

自癒力發起來

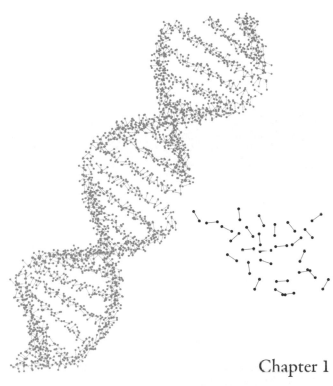

Chapter 1

常見的十二
大癌症迷思

　　這是一些醫師常被詢問的問題，甚至連醫師本身
都有迷思。迷思很正常，解惑靠專業。任何專業皆需
要時間成長，我們也在學習。如果我能夠看得夠遠，
那是因為我站在巨人的肩膀上，而巨人是多年來陪伴
我們成長的病人。

迷思1　罹癌主要原因是基因遺傳？

【正解】罹癌的主要原因並非基因遺傳，而是與環境、生活型態、老化等等有關。

所有的癌細胞幾乎皆有基因突變，但基因遺傳佔了不到罹癌原因10%的比例。癌症絕大部分與遺傳無關，反而與環境、生活型態、老化等有關。

病人若是有強烈的家族史（家族中有2-3人得此癌），年紀輕輕就罹癌，同時好幾個癌症發生在不同器官，例如：雙側乳癌、雙側腎癌等等，加上親人也有同樣現象，就較有可能有遺傳性的罹癌基因存在，此時，可以去做基因篩檢。圖表中的基因突變與遺傳性的罹癌突變之間可能有關聯。

每個基因都有個很難記的名字，有些突變的基因不代表該基因突變會遺傳到下一代，例如TP53基因突變，大概60%以上的癌症都有此突變。癌細胞花了數年或數十

表1-1　常見的癌突變基因

突變基因名稱	癌別
BRCA1、BRCA2	乳癌、卵巢癌、攝護腺癌、胰臟癌、男性乳癌
TP53	乳癌、軟組織肉癌、骨癌、腦癌
PTEN	乳癌、甲狀腺癌、子宮內膜癌
MSH	大腸癌、子宮內膜癌、肝癌、腎盂癌、胰臟癌、胃癌
APC	大腸癌、胃癌、骨癌
RB	眼癌、骨癌、黑色素癌、軟組織肉癌
MEN	胰臟癌、內分泌瘤、副甲狀腺癌、腦下腺瘤
RET	甲狀腺癌、腎上腺癌
VHL	腎癌、腎上腺癌

▲ 數據來源（AACR Cancer Progress Report, 2017）

年來發育成形再被診斷出來，原因當然難考，而且癌是多發因素的典型疾病，年齡老化累積了大量突變的數量，環境生活型態是造成或加速這些突變的主因，但也很難去界定。只有很少數的癌與遺傳直接相關，病人的父母之一必須也有此突變，否則不能說是遺傳。

有些癌與年紀相關，顯然年齡累積的突變與之有關，

例如國人的大腸癌、腎癌、攝護腺癌、男性乳癌，與西方人的女性乳癌等等。當然，更多癌與生活飲食習慣有關，所謂「致癌物質」大多數是由動物實驗做出的結果，因為劑量與觀察方法與人類不同，其實直接套用在人類上是有些驚世駭俗的。由流行病學的大數據統計出來的結論比較可靠，得出的是相對風險倍數，也並非直接致癌的證據。但是，無論如何遺傳因素不是致癌的主因。

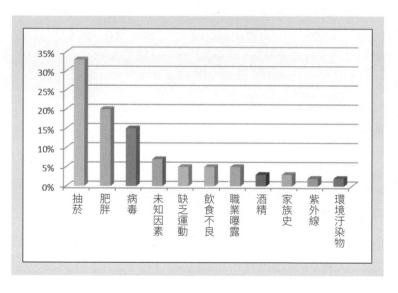

▲ 圖1-1　可能的致癌風險原因統計百分比（數據來源 AACR Cancer Progress Report, 2017。）

迷思2 切片或手術會加速癌細胞擴散？

【正解】1.切片可能導致癌細胞擴散，但擴散的癌細胞將與原先的癌細胞在手術時一併被切除。2.手術可能導致癌細胞擴散，但可控制並消除。

　　這個是臨床醫師常被問的問題，有時也是難以回答、甚至是回答不當容易得罪人的問題。切片是診斷上必須要做的動作，沒有診斷，沒有辦法對症下藥，先要有病理報告才能給進一步的治療建議，不論有無什麼似是而非的負面看法。

　　切片方式有粗針刺切片、細針切片、部分切除切片及整個腫瘤切除切片。部分切除切片及粗針切片確實在動物實驗上會有增加發炎反應，而且有些腫瘤變大、增加轉移的報告，但臨床上幾乎沒有大問題，因為切片後的數週內會治療；若切了片，病人猶疑不決，到處求神問卜而耽誤治療，並不能說是切片引起擴散，而是延誤治療導致癌細胞擴散。

大家想想看，第一期乳癌治癒率大約90%以上，到第三期就降到60%左右，大家都有切片。所以，切片本身不影響什麼轉移率，但癌病本身就是非常可能有轉移，大部分的病人會自己想很多原因，這就是典型的迷思。

　　一般腫瘤即便不到2公分，用精密的分子檢驗也能找到微小的轉移證據，但最後幾乎沒有移轉，這是因為我們的免疫力會清除之，要脫落的癌細胞落地生根發芽是相當困難的事。當然，臨床上偶爾會見到「治療針刺邊緣帶出一些癌細胞導致復發」的個案，例如：抽胸水在胸壁肌肉、肝切片在側腹壁，甚至開刀在刀疤內復發的個案等等，但與「因為沒有切片，因此不去治療」對比，前者比後者所造成的擴散風險不成比例的小。所以，醫界普遍認為不要擔心切片造成擴散的風險。我們的基本態度是主張「診斷必要、治療必要及快速必要」為治癌三大必要原則，不能因少數例外副作用而否定切片價值，畢竟，例外副作用在醫師有適當的訓練之下發生率微乎其微。

　　好的手術必定講求「外圍包抄」整個拿掉，而非一片一片的撥落下來。如果腫瘤邊緣切得不乾淨或外科醫師擔心執行了一個不是很乾淨俐落的手術，那麼手術後或手術前的放射治療就非常重要了。手術仍然是治療癌症的最

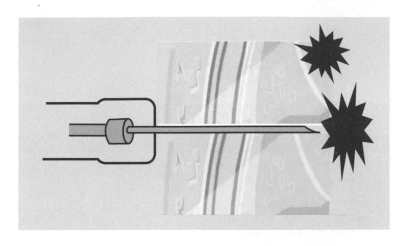

▲ 圖 1-2　在做了切片或任何檢查確定是癌症後，需要快速、積極治療。在早期病灶，只要不拖延治療黃金期，是有機會治癒的！

重要方法，匹茲堡大學外科醫師 Tohme 2017 年在國際腫瘤學權威期刊《Cancer Research》發表動物實驗研究，手術後的一小段時間，有可能加速已經轉移的微小病灶轉移，並可能因發炎的刺激而致癌細胞長快些，加上大手術不可避免的會暫時抑制免疫力，促進血管生長發炎反應，甚至手術造成一些細胞脫落於血管中。儘管有這些潛在的風險，但比起現有的任何其他療法，動手術仍然是最優先選擇的療法。而在手術前、中、後能做的努力，在第五章〈自己的癌症自己救〉中，有些建議可供參考。

迷思3　癌細胞要餓死它，不能吃太營養？

【正解】癌細胞未被餓死前，正常細胞已被破壞，身體容易垮掉。所以，與癌細胞共存必須要有足夠的營養。

　　這個觀念一直廣泛流傳在病友間與網路上，也有些病患時常在門診時提出類似問題。想像一下，癌細胞在身體裡就像是到處搶錢的流氓，要對付這種流氓，我們應該是加強警政系統去抓出這些壞蛋才對，應該沒有人會想用降低所有人薪水收入的方式來讓流氓搶不到東西吧？限制癌症病人攝取營養就像不給警察、民眾薪水，而希望能讓癌症因為這樣的沒錢（沒營養）而餓死。最後總是癌細胞沒被餓死，正常細胞先被餓壞。因此，**癌症病患更應該多多補充營養才是正確的觀念。**

　　事實上，癌症病患的營養照護近年來已經成為一個熱門的課題。依據歐洲抗癌行動聯盟（European Partnership for Action Against Cancer, EPAAC）的研究顯示，癌症患

者經常出現營養不良和肌肉量減少的症狀，這些症狀會大大降低癌症病人的存活比率。肌肉蛋白質消耗是癌症惡病質的標誌，嚴重影響生活質量並使病人的身體功能對治療的忍受力產生負面影響。

在癌症患者中，如果觀察到營養攝取不足並且體重減輕持續發生，都會導致嚴重的後果。它們可能由於治療期間的食慾降低而導致食物攝入不足，身體活動減少和分解代謝紊亂引起。體重減輕與肌肉量減少造成的身體功能受損會導致預後不良，這會使抗癌難度增加，導致預定治療成效減少或療程中斷，並使生活品質下降。尤其，頭頸癌患者在接受放射治療時，由於口腔黏膜發炎、破皮、疼痛，平均體重都會因為治療減少3%到5%，如果他們不願意接受積極的營養介入（如：插鼻胃管灌食），則營養不良導致的免疫力降低將易引發肺炎，甚至癌病復發，進而治療失敗等惡性循環的結果經常一再發生，絕不是只靠單一種營養素補充就能防止體重下降的。

基本的卡路里仍是最重要的，目前醫學界的共識認為，癌症病人不只不應該限制營養，更應該積極監控營養狀態，隨時補充營養，預防營養不良的出現，來確保治療能順利完成，並維持病人生活品質，對於特別加強某些單

一的營養補充元素，並非不可。

回過頭來，關於營養素有可能「餵養腫瘤」的理論，目前沒有臨床結果相關的證據，放大單一營養的好處或壞處皆是「見樹不見林」的說法，比方說，葡萄糖對於癌細胞特需要，但不要忘了，能夠殺死癌細胞的免疫T細胞更需要葡萄糖的能量供應，因此不應該用這樣淺薄的理由來拒絕葡萄糖，甚至停止癌症病患的營養補充。關於飲食和

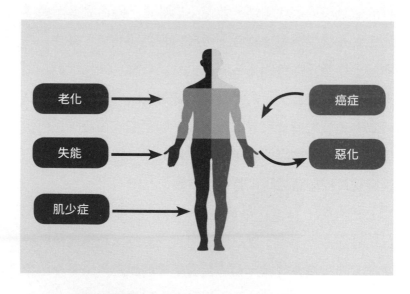

▲ 圖1-3　營養不良會造成各種病，尤其是癌症，易造成惡化。

營養對於癌症成因的影響，以及癌症治療期間適宜吃的食物，我們強調的是均衡飲食、盡量避免加工類食品，並且要有定期的運動，才是最好的防癌與養生策略。

迷思4 化療與放療會破壞免疫力？

【正解】化療與放療雖會破壞免疫力，但只是有限程度地使免疫力受傷，但卻達成了癌細胞無法生存的目的，而受傷的正常組織與免疫反應能很快恢復。

　　腫瘤有強大的免疫抑制力量，以小毒攻大毒是一個不得不的作為。當腫瘤治療很有效的時候，化療或放療皆能重大地改善腫瘤微環境，但放療因為是局部的治療，破壞免疫力的程度較全身性的化療小。所以，臨床上手術前後做「同步放療＋化療」後再去開刀的檢體，醫師大多可以發現腫瘤免疫微環境改善的證據。而此證據比只在單用放療或單用化療的時候（即沒有「同步一起做」的時候）明顯，那是因為「同步」殺腫瘤效果確實較高，免疫改善也因此更好。

　　放療與化療的目的不是破壞免疫力，而是殺死腫瘤。破壞免疫力最大的元凶是腫瘤，如果是無效的化療與放療，的確除了破壞免疫力外沒太大的好處，因為腫瘤沒被

殺死。所以不能倒果為因，認為放療化療破壞免疫力，在免疫的章節我們會說明化療與放療增強免疫反應的原理。所謂放療化療導致好的壞的一起殺，也是一種過度簡化的說法。

放射治療，即使不用質子治療，在物理上早已進步到95%以上劑量與50%以下劑量分別分布於腫瘤與正常組織上；化療物理上的差異不大，但開發藥物時，腫瘤的敏感度通常是最高的才會被選來治療，固然好的、壞的細胞都會受影響，但壞細胞影響大。這就是「治療空間」，如果「治療空間」很小，大概這個癌就沒希望被治好了。事實上，幾乎所有的生物都遵循著「適者生存」的道理，適當的治療策略一定是癌細胞無法生存、正常組織與免疫反應雖受傷但能很快恢復，否則就叫做過當的治療。

大家應該正面的看待治療過程，並予以接受。畢竟，這是目前較有效果的方法。當然，我們很難預知治療結果，但避免過當，是我們經常交代自己醫療團隊的。

關於免疫，有幾點說明：

(1)看到的白血球降低便稱之為免疫力下降，這其實是錯誤的，應該看淋巴球比例較準確。在腫瘤微環境看到

的免疫力指標，才是真正影響腫瘤的免疫力。腫瘤微環境免疫力好壞才是最重要的臨床上觀察化療或放療有效與否的決定因素。若治療沒有效，我們不僅看到癌細胞持續增長，也看到伴隨著的免疫力逐步下滑；反之，看到有效的治療，局部微環境免疫力以及身體的淋巴球比例也多半逐步恢復正常。

(2)免疫有一個循環的概念，有一小段時間的壓抑，反而引起後續的免疫反彈，就是所謂的先蹲後跳。如果不蹲一下，也跳不高。癌病治療先引起局部發炎，很快地會帶來抗發炎與抑制發炎的力量，這是健康的，能讓組織修復。表面上看到的局部抗發炎（免疫抑制）增加，其實最終會引起全身整體的免疫力恢復。但持續的局部發炎或是全身性的發炎，就不容易再產生恢復性的免疫控制力量，反而是大忌。

(3)癌細胞死於非命了，才會釋出激發免疫力的分子，除了幾種不常用的方法外，只有化療、放療會讓癌細胞一下子死於非命，這才有機會產生出真正的抗癌免疫力。如果讓癌細胞自自然然的生長與死亡，稱為正常凋亡，若像時序般的春生長、秋落葉，是激發不出免疫力的。切記，免疫力是在微環境戰鬥後，發炎後，再恢復，

才能產生的。少了其中的發炎與恢復的步驟，人體不易產
生真正的抗癌免疫力。

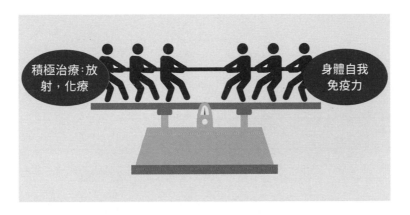

▲ 圖1-4　癌症治療很辛苦，放射或化療都會消磨身心降低免疫力。如
何在積極治療與免疫力取得平衡，仰賴醫生如履薄冰的觀察與呵護。

　　不過，一般放療與化療引起的細胞死亡經常是非「免
疫性」的。發生「免疫性死亡」的前提是死亡的細胞要能
釋放出「危險訊號」才行。常見的危險訊號，例如：ATP
（能量之源）、熱休克蛋白，以及各種DAMP（傷害相關分
子型態）的分泌，腫瘤內會伴隨有快速的免疫細胞浸潤，
以及引發發炎反應。電熱治療會引起熱休克蛋白釋出到微
環境中，是最有效的引發危險訊號方式之一。

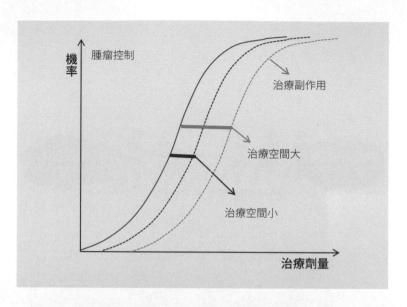

▲ 圖1-5　給予的治療劑量越高,腫瘤的控制率也越高;然而,副作用發生的機會也越大。如何在狹小的治療空間,做到最大的產值,是癌症治療重要的一環!

迷思5　放療不能取代外科治癒癌症？

【正解】放療在某些狀況可以取代外科以治癒癌症，甚至，在有些情況，放療優於手術。

　　癌症治療主要可以分為三大類：外科手術切除、放射治療、藥物治療。其中，外科手術切除和放射治療都是局部治療，而藥物治療則是全身性的治療。絕大多數的非轉移性癌症（尤其是固態惡性腫瘤），要追求治癒的機會，一定要靠成功的局部治療，也就是手術或放射治療。手術切除腫瘤是一般民眾較為熟知的治療方式，直接摘除肉眼可見的腫瘤以達成治療的目的，民眾因而較能直觀理解其治療原理。而放射治療一直以來都是各類癌症治療很重要的一環，不僅常搭配外科手術，在手術前或手術後，進行輔助性放射治療，以增加癌症局部控制；甚至在有些狀況，放射治療單獨作為主要的局部治療，其治療成功率可與手術相當，無需手術切除，以達成所謂器官保留治療的

目的；也有一些癌症，例如鼻咽癌，是以放射治療為第一線的主要治療手段，療效優於外科手術。以下針對各類狀況分述。

在外科手術前進行的化學放射治療，可以有效地使腫瘤縮小，提高後續手術時完整切除腫瘤的機率，進而提升腫瘤控制的效果，例如第二至三期的直腸癌、第二至三期的食道癌、第三期有機會可以切除的非小細胞肺癌、未完全包覆血管的胰臟癌⋯⋯等。腹腔內腫瘤，有些看似很難切除又有腹水，但很神奇的是婦科癌，只要開進去多少都有幫助。

在外科手術後進行放射治療或化學放射治療，可以進一步控制肉眼無法看見的癌細胞，改善局部腫瘤控制率，適用此類術後放療的癌症種類非常多，常見的有乳癌、頭頸部癌（包括口腔癌）、局部晚期胃癌、高風險子宮內膜癌、腦癌、惡性肉瘤⋯⋯等，卵巢癌則以術後化療為主。

有些狀況手術本身的治療效果很好，但可能因腫瘤所在部位而必須切除其所在器官，造成後續功能和外觀較大的損傷，經過實證研究，放射治療或化學放射治療在很多此類狀況可以獨挑大樑作為局部的主要治療，亦即作為所謂的器官保留治療，其成功率與存活率可與手術相當，

此類癌症包括：咽喉癌、頸部段食道癌、攝護腺癌、肛門癌、有麻醉風險的早期肺癌……等。

還有些狀況，放射治療（或加上化學放射治療）的效果優於手術，最典型的例子就是鼻咽癌，因鼻咽癌位於頭頸部深處且腫瘤常嚴重浸潤在周邊的正常組織、甚至淋巴轉移廣泛，所以手術完整切除的難度極高，所幸鼻咽癌對於放射治療非常敏感，在放射治療技術和醫學影像進步的貢獻下，放射治療或化學放射治療已成爲局部區域性鼻咽癌的第一線治療。也有其他癌症接受放射治療效果優於手術治療，故在治療準則中，放射治療也同樣被列爲主要治療方式，例如第二 B 期（含）以上的子宮頸癌、第三期無法手術的非小細胞肺癌、高風險攝護腺癌、顱內生殖細胞瘤……等。

綜上所述，回到原本的問題：放療不能取代外科且治癒癌症？答案是大部分的情況是優先選擇外科，但在某些狀況是可以的，甚至，其中有些情況是放療優於手術。**外科手術切除和放射治療都是很重要的癌症治療，各有其適應症和其療效較佳的癌症情況，也各有其優點和副作用，依照治療準則，遵從醫師建議選擇適當的治療方式才是王道**。很多民眾因不了解或有先入爲主的觀念，致恐懼或排斥特定治療方式，並非病人之福。

表1-2　放射治療為首選的疾病

優先考慮放射治療的癌病
鼻咽癌
喉癌
IIB期（含）以上的子宮頸癌
高風險攝護腺癌
IIIA/IIIB期肺癌
肛門癌、陰莖癌及強烈具器官保留意願的癌
黏膜淋巴瘤、低惡性淋巴瘤
顱內精母細胞癌、松果體癌
不適合麻醉或不願意手術的肺癌、食道癌、頭頸癌、皮膚癌……等

治療前　　　　　　　　　　治療後

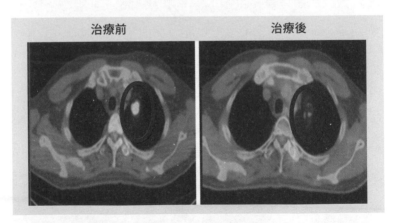

▲ 圖1-6　70歲女性為肺癌患者（左圖圈起來處），病人肺功能不佳，無法開刀。使用螺旋刀進行六次放射手術療程。在治療完後只剩下發炎反應，腫瘤控制良好。

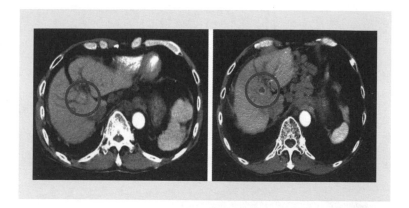

▲ 圖1-7 50歲男性肝癌患者，無法進行開刀或電燒治療。進行放射手術治療後（左圖圈起來處），劑量精準落於腫瘤，猶如打靶一般（右圖），只剩下照射痕跡，腫瘤迄今完全消失。

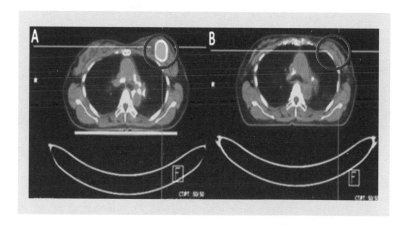

▲圖1-8 拒絕手術而有拖延病情的乳癌患者，進行同步化放療療程。治療前腫瘤超過五公分（左圖圈起來處）。放療後，腫瘤完全消失（右圖圈起來處）。病人未進行手術，至今五年完全沒有復發。

迷思6　化療藥物副作用大，已經過時了？

【正解】化療藥物副作用雖大，但並未過時，只要針對不同病情適度減量使用或搭配其他療法，不僅副作用受控制且原本正作用依然強大。

　　癌症的化學藥物治療 1940 年代始於淋巴癌的治療，老師曾說，世界最早的癌症中心在非洲的尚比亞，由 Burkitt 醫師所創建，為了「多科際合作」治療一種特殊的頭頸淋巴癌而成立了世界最早的癌症中心，便於整合各種治療，包括手術、化療與放療等。美國在 1970 年代開始成立癌病中心前，他還奉派出國去考察了一陣子，所以大家可別看不起非洲。化療在 1970 年後逐漸成為癌症治療的主角，直到 2000 年後才慢慢減少其角色。目前全世界大藥廠，化療藥物的「業績」只有肺癌的「Alimta」佔前十名內，其他九名已全數為標靶用藥，但化療服務的病人量以及地位仍然沒有所謂的「過時」，反而更加導向化及

奈米化了。

　　無疑地，化療在某些癌病為治癒性的療法，如淋巴癌、血癌、精母細胞癌、絨毛膜癌，大部分的小兒癌及小部分的肺小細胞癌等。有效的化療能迅速的緩解症狀，延長壽命。搭配手術或放射，化療在聯合療法中也是扮演協同作戰治癒性的角色之一。但大部分的第四期腫瘤，化療的效果或許不持久，大概半年之內會失效，之後化療的角色就是「姑息性」的了，目的是解除症狀，以爭取一些時間。如果一線化療失敗，二線或三線之後的化療通常比起完全不治療組也最多不過能增加3個月的壽命而已。所以能否一定要在末期拚化療到第二、三線，要看什麼癌來決定，像乳癌、肺癌、大腸癌等。若再加上標靶一起治，值得拚到三線，甚至四線以上；但化療效果普通的癌，如胰臟癌、肝癌、食道癌……等，二線還可以，三線以後就最好另尋他法了。主要的原因是化療的副作用相對太大，三、四成病人有噁心嘔吐、反胃、疲倦及白血球降低等副作用，對於年紀大、營養差，同時做放療以及易感染等患者，治療時要特別小心。

　　懂得減量遠比使用「升白球素（G-CSF）」更重要得多，當病患白血球掉到1000以下又有發燒，就一定要用

抗生素加升白血球來達到治療目的。記取這次經驗後，在下次化療就一定要減量，千萬別硬碰硬。化療引起的感染發燒約在10~20%之間，敗血症致死率高，是大家最害怕化療的地方。其他的副作用則可以有各種藥物幫忙，不至於有生命危險。整體而言，化療副作用是有經驗的醫師可掌控的。

　　醫病溝通最重要的工作是要能先告知治療的目標是「治癒性的」、「增加存活期的」還是「姑息性的」其中哪一種。如果僅是姑息性的化療，一線化療失敗後就不一定要拚二線以後。加強劑量的化療僅對少數的癌有效，但加上標靶的化療通常效果會增加，如果經費無虞，第一線就拚較有效的標靶加化療，目前乳癌、大腸癌、肺癌、淋巴癌皆已有合併療法的健保給付，否則二線三線後再加上「好藥」往往徒勞。

　　另外，有個數字值得深思，生命末期的最後二周有10%的病人還在打化療，60%的病人在最後二個月還在拚化療。仔細想想，醫師或病人皆應該反省為什麼不能降低此數字。有篇文章說「囚徒的困境」，就是病人一味的傾向要拚希望，否則會焦慮；而醫師若不給些治療，好像很無力感或罪惡感。其實雙方說開了就好，每個醫師都會有

奇蹟式好轉的病例，的確治療是有希望，但如果告知機會
其實不大，病人或家屬如果還想再拚，醫師能小心從事是
最兩全其美了。希望讀本書後，有一些醫師或許能採用較
不熟悉、但無副作用且希望也可能更大的一些療法，包
括熱療、細胞免疫及提升「自癒力」的療法等等，以幫助
病患。

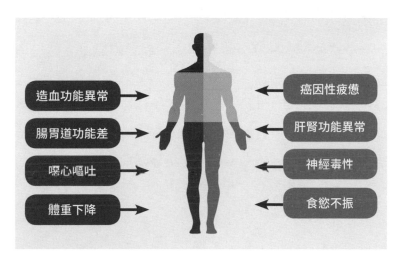

▲圖1-9　化療的可能副作用。

局部治療無助於轉移性 癌的控制？

【正解】在許多情況下，局部治療有助於轉移性癌的控 制。實證指出，轉移性癌的治療，除全身性抗癌藥物 之外，若加上局部治療，有助於癌症控制。

　　傳統的觀念認為，轉移性癌的主要治療方式就是全 身性的抗癌藥物治療（包括化療、標靶及免疫治療等）， 這是正確的，沒有爭議。但是對於轉移性癌來說，局部治 療（例如手術或放射治療）是不是有其角色，則是一個值 得探討的議題。在過去，全身的抗癌藥物治療大多侷限於 化學治療，往往效率不高、副作用大，因此在以化學治療 為轉移性癌為主要治療方式的時代，局部治療的作用亦難 以得到確認，例如辛辛苦苦做了手術切除或放射治療，但 其他部位卻因化療效果有限而長出了新的轉移病灶。所 以，一直以來局部治療常被認為無助於轉移性癌的控制。 然而，隨著抗癌藥物的進步，近幾年已有越來越多研究指 出，**轉移性癌的治療，除全身性抗癌藥物外，若加上局部**

治療，有助於癌症控制。

　　大約十多年前起，標靶治療的發展讓轉移性癌的治療進入了一個新的時代，至今都仍陸續有新的標靶藥物問世，其針對特定分子打擊癌細胞的生長與擴散，進而有效控制轉移性癌，標靶治療較傳統化療效率高、且副作用較能為大多數患者所接受。而化學治療雖然進步較慢，但也有效果類似但副作用較少的新一代化療藥物。舉凡這些都提高了轉移性癌的控制、甚至延長存活期。然而無獨有偶的是，經過了幾個月的抗癌藥物治療後，往往會有抗藥性產生，即使標靶藥物也是如此，其實並不奇怪，這只是反映了癌細胞的異質性，同一個病人身上的各個癌細胞彼此之間的突變狀態往往不盡相同，對單一種治療藥物的效果當然也不一樣，因此暫時壓制住了主要的勢力，過了一段時間也許是幾個月，另一個不受控制的勢力就逐漸抬頭而以癌症惡化來表現。此時聰明的人就會思考，是不是可以加上局部治療來更完整地控制這些潛在或蠢蠢欲動的勢力呢？

　　2016 年知名的《刺胳針腫瘤醫學期刊》（Lancet Oncology）就發表了一篇重要的研究，轉移性的非小細胞肺癌病人，若其轉移部位不超過三處，在標準第一線的標靶治療或化療後若腫瘤未惡化，將病人分為兩組，

一組有加上局部治療、另一組沒有加上局部治療，結果發現有加上局部治療這一組的腫瘤控制較佳。同樣地，在2016年權威的《臨床腫瘤學雜誌》（Journal of Clinical Oncology），針對轉移性攝護腺癌病人的一項大型研究指出，除了標準的荷爾蒙治療作爲全身治療以外，若對原發的攝護腺部位加上局部放射治療，發現可大幅增加病人的存活期，台灣衛生福利部國民健康署甚至因此取消了原來規定轉移性攝護腺癌不鼓勵做原發部位放射治療的指標。

　　一個早已爲人所熟知的經典例證，因所謂血腦障壁（對進入腦部分子的自然調控機制）的緣故，腦部一直是大多數化學治療和前幾代標靶藥物濃度較低的部位，因此腦轉移的控制一直都需要放射治療或手術等局部治療來協助處理，這稱爲全身治療和局部治療的「空間合作」。尤其現在癌症治療已進入了一個免疫藥物治療發展的時代，放射治療和熱治療這兩種局部治療，被認爲可以誘發專一性抗癌免疫力，在2017年《刺胳針腫瘤醫學期刊》已有研究發表，曾做過放射治療的病人再去接受免疫治療的全身腫瘤控制其存活率普遍較佳。

　　對轉移性癌來說，全身性的抗癌藥物治療效果越好，局部治療越重要，有越來越多的證據指出，我們不應忽視

局部治療在轉移性癌的重要性。甚至，在免疫治療的時
代，局部治療（包括放射治療和熱治療）的作用可能更容
易被轉化爲全身性的抗癌免疫力，已有很多現在進行中的
針對轉移性癌的免疫治療研究都有加上局部治療，將局部
治療的「免疫性死亡」轉換爲全身的免疫力。轉移性癌病
也分爲兩種：一種爲寡轉移，在≦3個器官內，共＜5個病
灶。一種爲廣泛性轉移（胸腹水、骨轉移等）。寡轉移的
初期癌患，透過全身性治療加上多靶點放射治療，治癒的
病例並不少見。

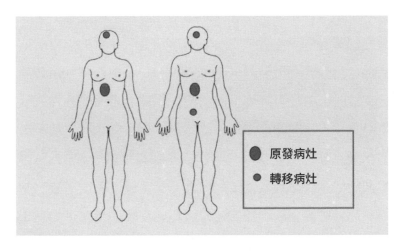

▲圖 1-10　≤3個器官，共 <5個病灶的寡轉移，透過多靶點放療，治癒
的機會並不少見。

迷思8 做基因病理檢測就能找到精準標靶藥物治療？

【正解】基因病理檢測未必能找到精準的標靶藥物。

　　人體30億個DNA序列每天在複製，一天出錯數萬次在所難免，絕大部分都被修復，少部分留下來，一般細胞都有很多的突變機會，但其中重要性差別很大，並非多個微小不正常加在一起變成大問題，而是某一突變處於重要交通網路的樞紐位置，一般的蛋白突變有相關的蛋白可取代部分功能或有另外路徑能繞過缺陷。某些癌細胞由於其他支援的蛋白也有突變，因此繞不開此無可化解的死穴。當針對死穴發明的藥物點中此標靶，死亡的訊號比活下去的訊號更強烈，此基因突變稱爲「驅動突變」，驅動基因被抑制稱爲「癌基因休克」狀態。

　　爲什麼癌細胞會變成如此依賴此突變的蛋白？因爲正常的細胞活下去的訊號比促進死亡的訊號健全，反而不會因爲某個基因功能下降了就趨向死亡，上癮的癌細胞死穴

受了抑制，那猝死的訊號就強烈發送！癌症治療最大的突破就在於透過基因檢驗找出「突變點」，如果該突變點為死穴，那所研發出來的藥物就非常有用了，往往比化療有效許多。

標靶治療最早的藥是基立克（Glivec），在慢性白血費城染色體上發現的重組基因Bcr-Abl蛋白發展出來的酪氨酸激脢受體抑制劑，一開始的臨床試驗就有驚人的療效，徹底顛覆了標靶藥對比化療的差別，2001年通過美國食品藥物管理局審批後，各類靶向藥就如雨後春筍般的出現。幾個重要的基因相對應的藥物已徹底的改變了癌病治療的觀念和手段。下頁表1-3為幾種已經問世的標靶藥物。

次世代的基因檢測技術（NGS）發展快速，能快速地全基因解碼，透過大數據分析，全面的了解可能可以用的藥物。生物標記包括了預後判斷（生存期相關）或預測判斷（可能對某藥物的有效性）的指標，由於是個人的基因，當然也可以說是個人化的精準醫學。除了昂貴的基因解碼最為詳細與準確外，事實上，醫院透過傳統的病理切片，以組織染色法已能粗略並快速地找出合適的藥物，如乳癌常見的（約20%~30%）Her2指標，肺癌的ALK，胃腸道基底癌GIST的C-KIT以及免疫治療常用的PD-L1，

表 1-3 台灣常用標靶藥物 (小分子藥物)

變異基因	藥物名稱	使用時機
EGFR	艾瑞莎 Iressa® 得舒緩 Tarceva® 妥復克 Giotrif® 泰格瑞斯 Tagrisso®	第一代肺癌標靶藥 第一代肺癌標靶藥 第二代肺癌標靶藥 第三代肺癌標靶藥
ALK	截剋瘤 Crizotinib® 安立適 Alecensa® 立克癌 Zykadia®	第一代肺癌標靶藥 第二代肺癌標靶藥 第二代肺癌標靶藥
BCR-ABL	基立克 Gleevec ®	慢性骨髓性白血病，胃腸道基質腫瘤
多重激酶抑制劑	蕾莎瓦 Nexavar® 抒癌特 Sutent ® 抑癌特 Axitinib® 癌瑞格 Regorafenib® 柏萊 Sprycel® 泰息安 Tesigna® 福退癌 Votrient®	肝癌，復發甲狀腺癌 腎癌 腎癌 轉移性腸癌，復發肝癌 慢性期慢性骨髓性白血病、慢性骨髓性白血病、腎癌、肉瘤
蛋白酶 (Proteasome) 抑制劑	萬科 Velcade®	多發性骨髓癌、淋巴癌
BRAF 抑制劑	日沛樂 Zelboraf®	黑色素瘤
mTOR 抑制劑	特癌適 Torisel® 癌伏妥 Afinitor®	乳癌、腎癌

若是爲了更進一步了解特定基因更細膩的突變點，就須借助基因檢測，將EGFR、ALK、Braf、C-KIT常見的位點做進一步的了解，其實，單一基因特定藥物由有效變成無效常常是因爲又有新的突變點發生。

由於基因變異遠比拿得到的藥多，所以如果爲了找已知的那幾種標靶藥而做基因檢測，常常不見得加分，反而是找治療策略較有意義。針對一系列，最多十至卅個預後相關的基因做檢測，給予一個基因表達分數，做爲臨床醫師是否據以推薦該治療的指引，例如檢驗21個基因，用在早期荷爾蒙陽性淋巴結未轉移的乳癌是否需要化療的參考；或是用來指導攝護腺癌手術後是否還需要追加放射治療等的決策參考，都有商品化產品，這種檢測似乎比較有用。

由於「次世代基因檢測」技術大量篩出上百個基因突變點，這些突變就算是生物學上有意義，目前臨床上能用上藥的並不多，約在20%之間。另外還有些疾病是決定於基因的表現（徵），即使沒有DNA突變，由於包覆在基因外面的蛋白結構甲基化，磷酸化或去乙醯化，影響蛋白質生成的轉譯動作，讓蛋白質不表達，一樣是重大的影響功能，但基因檢測不一定做出結果來，所以是否需在疾病早

期就以基因檢測做為用藥指引的手段，目前許多研究還在進行中，尚未有定論。

　　總之，基因檢測針對獨特的基因缺陷而設計出來的藥物就是精準醫學的意義，但是，因為醫療經濟效益不夠高以及藥物發展不夠快，想要全面的應用還不太可能。例行性的做NGS，少部分的人可以從中找到藥，但若想要全面性都做，即使大型醫院或保險公司也無法例行的做此事。雖然單獨找藥的好處有限，但有以下兩個方向仍然很重要：

　　(1)找免疫機制的藥如高腫瘤突變負載（Tumor mutation Burden），具修復基因相關蛋白MSI或dMMR突變就很有效率，因為免疫治療對此「靶」幾乎是全面有效的，可以預測各種癌對免疫治療的效果。因為免疫治療的效果持久，所以很容易證明其存活期延長的功效。

　　(2) 檢驗出雙殺基因（Synthetic lethal gene），同時前後呼應兩個基因缺陷，如此會造成一個致死訊號，是有效率的治療方式。目前BRCA1/2突變與單鏈DNA修復酶（PARP）類藥物抑制劑具雙殺特性，BRCA1/2失去功能會增加一種標靶藥PARP的療效，因為BRCA1/2負責雙鍊DNA破壞的修復，而PARP負責單鍊DNA修復，或是

兩個看似不夠好的藥，用在一起卻因爲雙殺而變得非常
有效，有時一個基因缺失會造成另外一種治療法的奇效稱
之爲額外敏感度（Collateral Lethality）。早先雙殺的例子
不多，現在則例子愈來愈多了。熱治療就有一個妙用，
因爲BRCA蛋白很易受熱破壞，所以，接受熱治療再加上
PARP抑制劑，就等於有BRCA的突變患者，其治療效果
將很顯著。

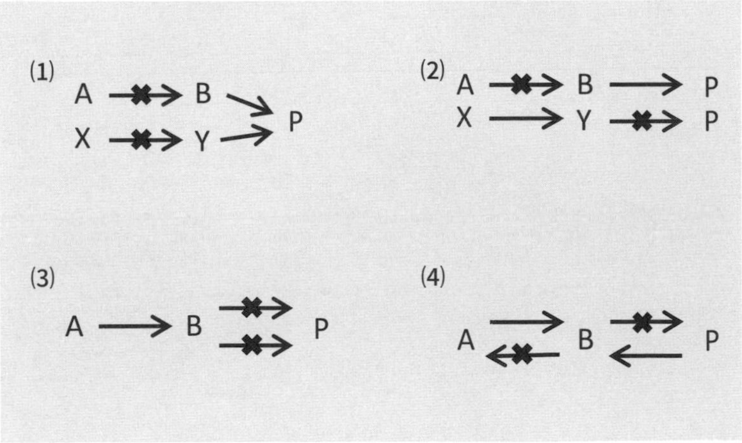

▲ 圖1-11　合成致死：四種方法前後抑制能讓A變成P的過程，使腫瘤
受到前後夾殺。A、X代表上游原料，B、Y為中間產物，P為最終最重要
的產品。需要兩項基因缺陷，以四種方法連續打斷了原料及中間產物
過程，確保產品無法生成。

表 1-4　台灣常用標靶藥物（抗體類）

變異基因	藥物名稱	使用時機
EGFR 抗體	爾必得舒 Erbitux® 維必施 Vectibix®	頭頸癌，大腸癌 大腸癌
Her-2 抗體	賀癌平 Herceptin® 嘉泰錠 Tykerb® 賀疾妥 Perjeta® 賀癌寧 Kadcyla®	乳癌，胃癌 乳癌 乳癌 乳癌
VEGF 抗體	癌思停 Avastin®	大腸癌，肺癌，乳癌

迷思9 **最積極、強勢的治療等於
高治療率或高存活率**

【正解】高「有效率」未必等於高存活期，因為患者可
能在數個月後惡化而無法達成高存活期目的。反之，
某些標靶藥物或免疫治療，初步「有效率」不一定理
想，但是能讓癌症處於相對穩定狀態，有如慢性病一
般，因而達到延長存活期之目的。

　　關於腫瘤治療的療效，有很多不同的專有名詞，
這情況也代表了不同層次的療效評估方式。常見的包括
有效率（response rate）、疾病控制率（disease control
rate）、無惡化存活期（progression-free survival）和存活
期（overall survival）。一般民眾往往不了解箇中差異，也
容易誤解其涵義。

　　所謂的有效率（response rate），是指在治療後，客
觀測量腫瘤的尺寸大小變化，統計其中客觀標準下腫瘤縮
小的比率。最常使用的是所謂的RECIST準則（Response

Evaluation Criteria in Solid Tumors），簡單來說，若腫瘤全部消失至影像檢查不可見，稱爲「完全反應」（簡稱CR），若腫瘤最大徑減少至少30%則稱爲「部分反應」（簡稱PR），若腫瘤最大徑減少不超過30%或增加不超過20%則稱爲「穩定疾病」（簡稱SD），而若腫瘤最大徑增加至少20%則稱爲「惡化疾病」（簡稱PD）。而其中CR加PR的百分比即所謂的有效率（response rate），若把CR、PR、SD都加起來的百分比則稱爲疾病控制率（disease control rate）。

然而，腫瘤有變穩定、縮小或甚至縮到看不到，是不是就一定代表可以一直維持？其實不一定，在影像檢查上看的到的腫瘤至少有10^9個癌細胞，換言之，看不到只表示癌細胞殘存數量小於10^9個癌細胞，仍有一部分病人的腫瘤會再惡化、轉移、甚至導致死亡，當然，也可能有一部分的病人腫瘤眞的被長期穩定控制、甚至治癒，此時，就每個病人腫瘤被控制的時間和實際存活的時間來進行統計分析，可以得到無惡化存活期（progression-free survival）和存活期（overall survival）的統計指標，例如中位數或某個時間點的百分比。

一般來說，高有效率有機會帶來延長無惡化存活期或

存活期的最終結果，所以在研究特定治療的療效時，往往
會先計算其有效率，因為一般只要開始治療三個月左右即
可先行評估有效率，可先得到初步的療效分析報告，不像
無惡化存活期和存活期可能必須等到一年甚至兩年以上才
能得到有意義的統計結果。某些癌症的化學藥物治療反應
即是典型的高有效率，但是否是高存活期的治療，卻也因
癌症種類和病情狀態不同而有個體差異。也有些高期別癌
症放射治療一開始在照射局部有很高的效率，卻因為「斬
草沒除根、春風吹又生」而在數個月後沒有照射到的微小
轉移處，大多數都惡化而無法達成高存活期的最終目標。
也有些癌例如小細胞肺癌往往對化學治療的初步反應很
好，但在化療療程結束後常見到迅速的在局部復發，之
前，若能在化療期間加上有根治效果放射治療，就可有效
提高存活期。相對地，某些標靶藥物或免疫治療，初步的
有效率雖然不一定很好，卻能較不受副作用限制而能相對
長時間使用或部分病人有持續性的效果，讓癌症處於相對
穩定的狀態，因而得到延長存活期的目的。

　　總括來說，高有效率不一定等於高存活期，但若治療
強度盡可能達到「除惡務盡」的程度，高有效率有可能進
一步轉化為高存活期；然而若該治療的效果在於長期穩定

控制、讓癌症變得像慢性病，則雖不一定有高有效率卻仍
有可能帶來高存活期。

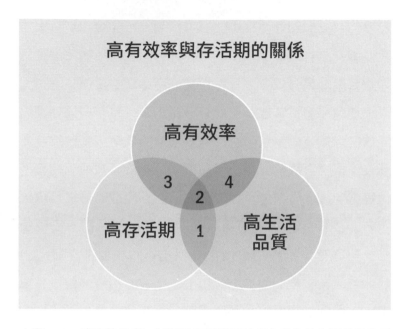

▲圖1-12　癌症的治療，以延長存活期同時保有最佳的生活品質為最
優先。快速見效的順位反而是在生活品質與延長存活期之後的。1其實
最重要，2還在其次。3和4都不是最好。

迷思10 **愈新愈貴的治療愈有效？**

【正解】愈貴愈多樣的治療未必愈有效，只有最適合患者病情的治療方式才是所謂的最有效，而該方式未必是愈貴愈多樣。

　　隨著醫療不斷的進步，很多新的治療方式獲准上市，尤其是抗癌藥物治療，這無非是癌症病人的福音。每一種抗癌治療藥物推出時會有其獲核准使用的特定適應症，例如哪種癌症、第幾期、有無何種分子特徵、是否須與其他治療合併使用……等。然而抗癌治療剛上市的時候，往往不會同步取得健保給付，所以醫師雖可開立該治療處方，但必須請病人自費使用，若醫師和病人溝通後決定使用新療法，往往所費不貲。

　　現在媒體資訊相當發達，病人常會主動詢問是否可以使用新的治療方式？醫師當然也求好心切，會用自己的專業判斷讓合適的病患可以接受到新療法。醫師也可能在傳

統治療準則建議的標準療法之外再加上新療法，期待能有更好的療效，在此種氛圍下，病人負擔癌症治療費用便有愈來愈高的趨勢。

但問題來了，是否真的愈貴愈多樣的治療就愈有效呢？真的有可能，但不一定，一定要很小心地評估使用，畢竟醫療就是在醫界不停地嘗試創新中，靠臨床研究的發現與結果而一步步地改善，有時也會跌跌撞撞，但這就是醫學進步必經的歷程。**一種治療要達到延長癌症病人存活期的決定要件就是「有效改善腫瘤控制、並注意副作用會不會抵銷掉其好處」。**舉一個例子，瀰漫型大型 B 細胞淋巴瘤在過去一直是用雞尾酒式的多種化療組合來治療，已有很多副作用，但再加上針對 B 細胞的單株抗體標靶藥物後，雖然也增加了一些額外的副作用，療效卻得到大幅提升。還有一個例子，局部高風險的惡性肉瘤在手術前化學治療時合併熱治療，使腫瘤控制得到很有意義的改善，副作用增加不多，好處高過副作用。

另外舉一個反例，多年前，醫界對咽喉癌在化療合併放射治療之外，發展出了一種針對表皮生長因子受體的單株抗體標靶藥物，可單用合併放射治療增強療效，讓該族群病人多了一個選擇，不一定要合併化學治療，然而，

醫學研究的先驅們很快進行了另一個臨床試驗，在加速放射治療合併化學治療之外再加上該標靶藥物，結果令人大失所望，加上該標靶藥物的療效不但沒改善，還加劇了嚴重黏膜發炎，進而造成主要的放射治療更容易被迫中斷，完全沒好處。質子機或重離子機就一定比加速器好很多？其實也沒有太多證據的。醫學史上還有很多類似的正、反例，醫界應該會持續辯證，並找出更好的治療方式。

　　現在方興未艾的免疫治療必須全自費使用，非常昂貴，但也許真的太貴了，除了符合原始核准的使用方式之外，有時反應敏捷的醫師會減低免疫治療劑量（少些花費）並合併傳統化學治療或標靶治療，進行中的臨床試驗也有類似的作法，理論上可行，但也有反面的顧慮，仍需要進一步的臨床研究結果驗證。順帶一提，有一項非醫學本身的顧慮也逐漸被重視，稱為「財務毒性（financial toxicity）」，意即太多新藥的費用高昂，已造成很多病人的負擔，傳統在美國醫界與患者間有個默契，民眾願意花費約五萬美元代價來延長一年有品質的生命。雖然國情和時代背景不盡相同，尚有很多討論空間，但這提醒了醫師們應盡可能提供適合每個病人病情且在合理範圍內可負擔的治療選擇。

民眾應留意，任何治療方式只有適不適合，沒有固定哪種所謂最好的療法，更沒有愈貴或愈多樣治療一定最好這種事，再強調一次，只有適不適合！也許等精準醫療發展更加成熟，未來可以有更可靠的資訊來幫助病人選擇最適合的治療方式，而不需要再像賭博一樣，在個人的療效不確定的情況下使用了過多不一定適合該個案的自費治療。

迷思11 對晚期及年長的患者就應該選擇安寧或緩和治療？

【正解】 1.對年長病人不宜立刻選擇安寧緩和治療，應考慮放療的有效性。 2.對晚期病人不宜立刻選擇安寧緩和治療，應評估是否「真的晚期」。

　　一半以上的癌症發生於65歲以上的長者。我們都聽說過「未老先衰」或是「老當益壯」，真正的年齡與身體功能年齡是有差距的。評估老年人要依據運動功能、認知功能、共病狀態（如心血管、糖尿病等）、營養狀態來決定治療的積極程度。老年人的確對各種治療的忍受力較低，包括手術麻醉風險及化療的全身性毒性等。對於放射治療，由於老年人照射範圍較小，副作用問題可以比較放心。一般而言，有經驗的醫師會用較保守的治療法來治療老年病患。比方說用放療取代手術（在迷思5已談過）。而放療也只做主要腫瘤照射就好，不需要加大範圍，例如，將可能的淋巴轉移走向一網打盡式療法的傳統策略，不予採用。

較早期癌若能做手術，也做比較保守的手術，如局部切除，內視鏡切除等。原則上，外科屬於較大手術種類的如食道癌、胰臟癌、肝癌手術等，盡量以放療取代之。轉移性癌症需要化療也要予以必要的減量，因為老年人的肝腎功能代謝較緩慢，相對的血中濃度也可能較高。如果能用「節拍式化療」最好（低劑量每天口服化療±定期中低劑量注射）。當然有標靶藥可用者以標靶藥優先，但也常要減量。我們有很多超過85歲以上的長者病患，尤其是攝護腺癌，可以很有把握地認為放療能完全取代外科。

　　不少無法手術或不願手術的乳癌、肺癌、食道癌、腎癌、肝癌甚至直腸癌年長病患，完全未手術而用放射線成功的治療案例，所以也別輕易地掉入「不能開刀那麼就選擇安寧吧」這種錯誤的迷思中。老年人很多固體腫瘤常常比較不會擴散出去，只要把局部放療做好做滿，可以合理的省掉化療而達到治癒的目的。因為放療造成全身副作用相對最低，而局部的副作用，若能控制好劑量與範圍就能相對安全。

　　放療醫師要懂得適時中斷一下放射治療，讓病人休息一下，整合一些口服藥物，不僅控制率不輸給連續的治療，副作用也能相對降低很多，此點非常重要，尤其是年

紀大長者有不少肺氣腫也易產生放射性肺炎，治療肺部時要非常小心。治療老年癌病最能反應出放射治療的優越性，像立體精準放療（SBRT）就特別適合老年人。病家切記無血、無痛、無侵入式的放療，其實可以等於外科的概念。

對於癌末卻一下子就選擇安寧緩和治療是一種過當的消極行為，除非已完整地請教過腫瘤專家的意見，否則不管是醫護人員、病人或病人家屬不要輕易決定要逃避治療，也許有一天會因為偏見而後悔。社會資源給「安寧緩和」的消極支持力度若大過給予「研究改進」的積極力度太多，未嘗不是一種過度的無作為，其實對醫學發展及病患是不利的。

有好幾個類似的病例，其中有一位令人印象深刻的患者老太太，曾因乳癌做過手術及化療，雖然很辛苦卻也熬過來了，過了幾年肺部發現一個腫瘤，一般正常的醫療程序是要想辦法排除是否她又得了另一個早期肺癌的可能性，而千萬不要一下子就認定病人是轉移性的四期乳癌。因為如果是另一個早期肺癌，她可以因內視鏡手術或放射手術而「再度治癒」她的癌病，如果大家都態度消極，就可能把她當成末期癌症而不作為，他的家人就會因為

「不忍看媽媽很痛苦」而主動召開家庭會議要她「安寧治療」。還好，有位家人因緣際會地帶了片子看了我的診，在我堅持下，確定病患是另一個早期肺癌，經過內視鏡手術後的確「再度痊癒」了好多年。所以不要看到老年人就驟下「安寧」的決定。現在的醫療很進步了，許多痛苦在徬徨時會被誇大了，樂觀面對一切問題最重要。

迷思12 **自然療法真的無副作用？真的無效？**

【正解】無副作用的自癒療法當然有效。自癒力的中心思想是「激活免疫力」與「抗發炎」，在不放棄正規醫療的基礎上，積極尋求各種方法，如飲食調整、靜坐、瑜伽、中醫等方法，來達到「抗發炎」之目的。

　　自癒力量是一個偉大的生命力，應該好好善用。許多爬蟲類或兩棲類斷尾求生後還能再生，高等動物雖然做不到，但器官移植、人工器官的發展快速，總有一天人類比兩棲類還要厲害。但在單一組細胞層次，自癒仍是一個潛在的巨大能力，任何治療千萬不要過頭到超過正常細胞的自癒能力，否則毒性過大的治療討不到太多的便宜。因為癌細胞與正常細胞相似，所以「趕盡殺絕」的方法，無可避免地會傷到正常細胞，無副作用的自然療法，就是捨棄「殺滅法」而採用「共生法」。

　　共生法可能不合現代醫學的「典範」，但事實上，地球之所以有真核生物，是20億年前與細菌共生的結果。

大部分細胞的粒線體都是遠古前共生的細菌所留下來的證據。細菌簡化成粒線體，利用宿主細胞繁衍到下一代，細胞則利用粒線體作為發電廠，減少搜尋能源的心力。共生爭取到一些我們想像不到的生命力出現。我們所謂的共生最重要的本質是恢復我們每個細胞裡共生的粒線體健康起來。癌細胞的粒線體是最不健康的，造成了細胞惡性變化的主因之一。

再大一些層面來看，細胞與細胞間的共生，是為了降低發炎反應，因為發炎反應就是一個「排他」的概念。抗發炎就是「修復」、「再生」的概念，再放大層次到人體器官與器官之間的共生，透過神經內分泌與血液間各個細胞分泌的微小物質（exosome）的溝通來達成。真正的外來生物與人體共生就是透過腸道菌達成，超過人體細胞百倍的菌與人體從出生開始就共生著。共生的平衡若破壞了，自然會產生發炎反應，退化以及癌化，這個觀念為本書的重點，在後面的章節會再討論到案例。

我們先來看治療副作用降低是不是對的這件事。大家不要以為這個顯而易見的觀念，這還要討論嗎？事實上，化療界過去30年對劑量仍然很堅持。抗癌藥物雖已由化療藥走向標靶藥，由標靶藥走向免疫治療藥，無一不證明

發展毒性更低的療法可伴隨著更高的效果。新一代的化療如抗體導向化療、奈米化的化療藥已然問世；強度調控的放射治療已臨床使用超過20年，無一不是歷史向低副作用走的必然。免疫治療比起化療，在肺癌的實證是只有1/3的毒性，但延長了60%的存活期。所以所謂副作用要夠、殺得愈多、效果才大，這是錯誤的醫療觀念了。但反過來，認定沒有副作用的自然療法就是最好的療法也是過度簡化的錯誤。正確的看法應是採用較低副作用的現代療法輔以「自癒療法」。

什麼是「自癒療法」呢？「自癒療法」非「自然療法」，前者是知道為什麼而積極面對，但絕不放棄正規醫療。後者是不知道為什麼，只想消極的逃避正規醫療的副作用。**我認為自癒力的中心思想是「抗發炎」。患者在飲食上應避免過多紅肉、加工保存肉、精緻米或麵，及蔗糖飲料等易發炎的食物，並搭配運動。**

適量運動已有不少臨床實證能改善生活品質，有降低發炎、減輕疲憊、提升肌力等好處。身心調和的訓練，包括靜坐、冥想、瑜伽、太極等，也有很多臨床證據支持。抗發炎的飲食包括多蔬果、纖維、天然多酚類，好油脂類如魚油、亞麻仁油等。另外，減輕體重也是最有效率的抗

發炎方法之一。但改吃全蔬果、嚴禁動物蛋白等的方法，並未有臨床證據支持，雖也有其信徒，但我們並不鼓勵。

　　食物都會到腸道，腸道菌是人體產生發炎物質或抗發炎物質的大本營；一個好的「自癒療法」或是「共生療法」不可能忽略腸道菌的重要。甚至，個人認為中藥之所以有那麼多「有效的」例證以及「口碑」，其實真正的原因可能跟改變腸道菌有關。因為植物萃取物的有效濃度在細胞動物實驗雖然許多有明顯的療效，而平常服用煎煮的中藥用量，不太可能達到實驗中的血中濃度。但只要少量的中藥就足以透過口服路徑加強或減少某些特定的腸道菌，此點確是非常可能的，同時，絕大部分宣稱「抗癌」的中藥都是「清熱」的中藥，清熱的中藥已被證實幾乎都有很好的抗發炎作用。

　　我們認為「自然療法」、「中藥療法」，應該被想成提升自癒力的「自癒療法」以及「抗發炎療法」，目的是用在正規醫療的輔助性療法上，以降低副作用，改善發炎反應為目的，且應有一加一大於二的效果。中研院院士鄭永齊教授領導中醫科學化的努力很大，他的著名論文《四草藥中藥PHY906可減少化療引起的胃腸道毒性》（The four-herb Chinese medicine PHY906 reduces chemotherapy-induced gastrointestinal toxicity）有興趣的可以自行參考。

腫瘤醫師不應以「沒有三期臨床」就不可信，這種「牢
籠」式的理解態度自我設限。就好像醫師都知吸菸、空
汙、酒精可能與癌病復發更有關，但因為禁不了、改善不
了的無奈而放棄生氣，但對病患尋求些較另類的療法就暴
跳如雷，也是種不健康的心態。

表1-5　併用正規醫療搭配自癒療法的優點

正規醫療／自癒療法	
併用優點	單用正規醫療缺點
1.臨床上能降低副作用的證據多	1.副作用大
2.能兼顧抗發炎反應	2.過度發炎反應
3.病人接受度高	3.身心靈不均衡
4.多靶點，多功能	4.破壞體內恆定原理

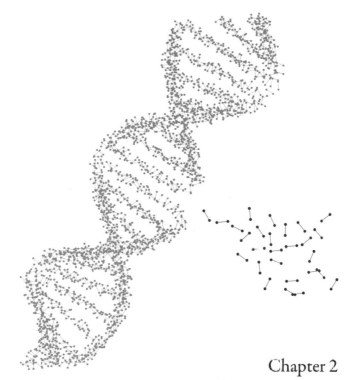

Chapter 2

請先認識腫瘤的微環境
——一場體內共生破壞的結果

正常組織的分工共生關係被癌細胞破壞，癌細胞
奴役其鄰居，鄰居最後也會近墨者黑，同步影響癌細
胞朝向惡性度更高、抗藥性更嚴重、侵犯性更強，導
致免疫崩潰愈明顯。

<u>part 1</u> **腫瘤微環境是怎麼造成的**

HEALTH：癌化的過程是非常複雜的。除了癌細胞本身不斷變異，也仰賴「促進癌症」的腫瘤微環境供給暗黑力量，所謂成富靠幫家，這不是少數幾個頑強癌細胞就能做到的！整個微環境提供癌細胞，不斷生長、侵犯、轉移的能力。在整個癌症治療大戰略上，我們甚至可以說，能夠控制腫瘤微環境，就能夠控制這個腫瘤。

　　傳統上，人們只認為重要的腫瘤基因突變就會造成癌化，事實上，癌化絕不只是單獨因為基因突變而產生。比方，許多前期癌變有突變的致癌基因，但多數的前癌病變（如口腔癌白斑、皮膚病變）很少真正成癌。以女性常見的子宮內膜異位症為例，內膜組織會像癌細胞一樣的落地生根甚至侵犯性地生長，但不是癌症。2017年一篇《新英格蘭醫學雜誌》（The New England Journal of Medicine，

NEJM）的研究指出，在子宮內膜異位症的檢體裡，26%
有重要的癌變驅動基因突變如 Kras、PIK3 等，但並不癌
化。所以是否會真正癌化，一個更重要的因素就是基因
表觀。

　　所有人類的基因都一樣，但每個人長相都不太一
樣。基因表觀決定蛋白質細緻的不同，才是最關鍵的學
問。1976 年一有名的實驗，將畸胎瘤細胞投入囊胚中
（Blastocyst），結果，這些細胞就變為生長正常的細胞，
原因在於腫瘤微環境會改變癌細胞。所謂的癌細胞引發期
與癌症進展期的觀念差別很大，微環境負責癌細胞之所以
為「癌」，具不斷生長、侵犯、轉移的能力。所以，**誰能
控制腫瘤微環境，誰就能控制腫瘤**。

　　腫瘤微環境包括了，癌細胞、間質組織、血管纖維、
免疫細胞……等等。正常組織每一種細胞皆需和另外的細
胞和諧地共生，共同維持組織器官的完整，癌化的細胞需
一個「促癌」的環境讓其長成一坨癌而非一個癌細胞。代
謝改變、缺氧適應、酸化、新生血管、發炎、免疫耐受、
纖維癌化等七大面向造成癌病。

　　每種細胞皆有可塑性，可以改變其代謝及功能。癌
細胞由於喪失了正常細胞該有的促生、促死機能，以至於

單方向的促生，只「新陳」而不「代謝」，那能量只好靠掠奪同處於微環境的細胞而來了。在腫瘤的微環境中，癌細胞會運用某種方法獲得周圍免疫細胞的表徵改變，使促癌型（陽）的發展，抑癌型（陰）的減少，包括促癌的間質纖維細胞多了，促癌的血管細胞等等都增多，平衡傾向促癌。促癌型的免疫細胞又稱為「免疫抑制型」的免疫細胞。

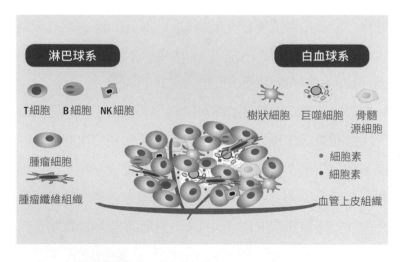

▲ 圖 2-1　腫瘤微環境除了腫瘤癌細胞，也包含周圍的淋巴球、白血球、纖維組織、血管上皮細胞等構造。

<u>part 2</u>　**癌細胞的特點其實就是
它的弱點**

HEALTH：癌症擁有六大特色：不斷增生、不斷複製、
規避免疫系統監測、抗拒凋亡、血管新生與遠端轉移
的能力。整體癌症的惡性度也與其能量代謝機轉、癌
症基因不穩定性和整體微環境的發炎息息相關。在治
療時，除了殺死主要的癌細胞，也嘗試改變微環境，
這樣才能最有效率地攻擊癌細胞的「阿基里斯腱」
（弱點）！

　　要談論癌細胞的弱點，就得知道其特徵，避實而就
虛，所謂虛就是「依賴」而來的東西，從癌細胞的特性來
說明，研究指出，不管是從阻斷養份供給、改變不利腫瘤
生長的腫瘤微環境或提升生物體免疫能力，都能阻止癌細
胞的生長。

　　科學家數十年來研究發現癌細胞生長及其對應的治療
方式也有不同的進展，西元 2000 年時，兩位教授 Douglas

Hanahan and Robert A. Weinberg 發現癌細胞具有以下六大特徵（如圖2-2），故可以在病患體內如此橫行霸道：

⑴ **不斷進行細胞增生**：癌細胞不需要受細胞外的刺激生長因子刺激而得以增生，就像油電車，沒油了車子仍能夠繼續跑。

⑵ **不再進行正常細胞凋亡程序**：正常細胞若有損壞時會啟動細胞凋亡程序來避免不正常細胞生長，但癌細胞會使自己繞過這程序而不死亡。

⑶ **逃避「抑制蛋白」作用**：使一些抑癌基因失去原有功能或表現量下降而無法阻擋癌細胞分裂持續進行，就像沒有剎車的車子。

⑷ **癌細胞能夠不斷複製**。

⑸ **持續的血管生成**：癌細胞快速大量生長後需要血管來供應其養分，所以癌細胞會促血管新成。

⑹ **癌細胞會侵犯周圍組織並轉移至其他器官**。

過了10年，這兩位教授在2011年時又提出更新版的癌症細胞共同特徵增加四種（如圖2-3）：

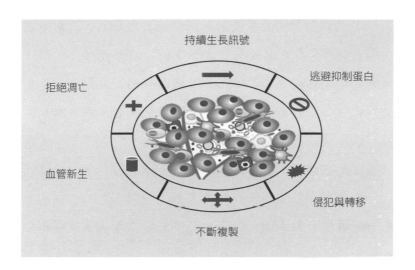

▲ 圖2-2　癌細胞共同的六大特徵（節錄自Cell. 2011 Mar 4; 144(5)：646-74）。

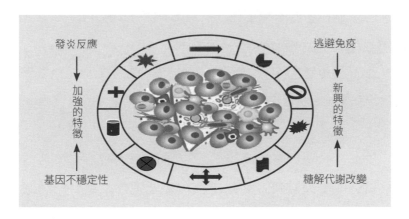

▲ 圖2-3　更新版的癌細胞共同特徵（節錄自Cell. 2011 Mar 4; 144(5)：646-74）。

(1)**放鬆管制的能量代謝**：重整能量代謝，如正常細胞在無氧下會改由產能較差的糖解作用（Glycolysis），但癌細胞在氧氣充足情況下仍使用糖解作用產生能量，依據瓦柏格現象（Warburg effect），癌細胞會過度表現細胞表面的一些葡萄糖通道（Glucose Transporters；GLUT），讓癌細胞能更有效率地利用葡萄糖。

(2)**逃避免疫追殺**：癌細胞會藉由分泌TGF-β 或其他免疫抑制分子來抵抗生物體原有的免疫能力。癌細胞也會招募具有免疫抑制能力的細胞或腫瘤相關纖維母細胞前來腫瘤所生長之環境，而形成免疫抑制型的腫瘤微環境，使得腫瘤能增生、具較強抗藥性或轉移。

(3)**基因組的不穩定性**：癌細胞通常有嚴重的染色體異常，而造成癌細胞快速生長及惡化。

(4)**促腫瘤之炎症反應**：局部的慢性發炎反應會誘發多種癌症發生，因炎症會導致血管生成和更多的免疫反應產生。

以上的癌細胞共同特徵調控了癌細胞的增生，若能阻斷這些生長方式，勢必能減緩癌細胞生長或轉移，將癌症變成一個可控制甚至可治癒的慢性疾病。因此，科學家們利用這些特徵做為標靶，開啟了癌症治療的標靶

世代，圖2-4爲目前正在研發或已做爲臨床治療的標靶藥物，例如，有阻斷促癌細胞生長的訊息傳遞路徑藥物（Iressa, Erbitux）、抑制血管新生藥物（Avastin, Nexavar, Sutent）、調控細胞週期藥物（Palbociclib）、抑制細胞能量代謝的藥物（2-Deoxyglucose, 2-DG）以及啟動免疫系統毒殺癌細胞能力的藥物（Yervoy, Keytruda, Opdivo, Tecantriq, Imfinzi）等等。雖已開發這些標靶藥物，但單

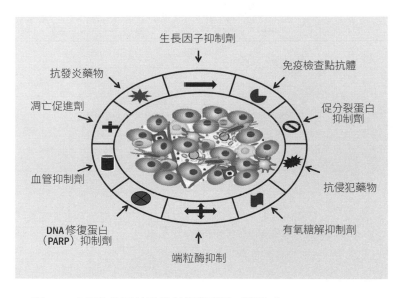

▲ 圖2-4　癌細胞共同特徵及其標靶藥物（節錄自Cell. 2011 Mar 4; 144 (5)：646-74）。

用這些藥物使用久了會出現抗藥性，因為這些藥很多並非癌的最弱點，而是削弱其強勢，因此，聯合其他的藥物，最好能成雙殺機制的用藥法，才算是攻其「阿基里斯腱」（弱點）。

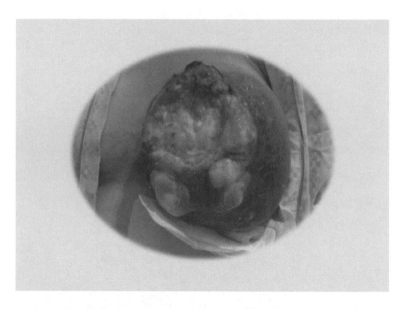

▲ 圖2-5　女性乳癌患者，延誤治療導致腫瘤穿破皮膚生長到外面來。整個腫瘤微環境，以肉眼可見的方式展現出來。

part 3　癌細胞正在進行一場
能量爭奪戰

HEALTH ：癌細胞成長的特色之一是，不論在有氧或
無氧環境，都喜歡走效率較差的糖解作用，較少使用
粒線體來供給能量。這是因爲一般癌細胞以生長爲目
的，加上先天粒線體功能不太正常，所以較常走糖解
作用。治療時，在一方面逼迫癌細胞利用粒線體呼
吸，一方面又使用藥物來抑制癌細胞的粒線體，常常
會有意想不到的結果。甚至能夠逆轉化療或標靶藥物
的抗藥性。

　　複雜生命的起源就在於解決了能量的獲取。連恩博
士在他的大作《生命之源》中提出，細菌共生在細胞內，
成爲專司製造能量的粒線體，細胞才獲得了演化的能源。
每個細胞專精其功能，彼此共生合作，就是正常的微環
境。癌細胞利用別人壯大自己，破壞了細胞間共生，關鍵
在於他們代謝的可塑性很大，可以不太用到粒線體。癌細

胞的一個特徵就是代謝行徑改變。大家最清楚的就是癌細胞「愛吃葡萄糖」，所以，「正子」攝影最常用的藥劑就是打一些帶放射性的葡萄糖（FDG），1小時後，不正常的聚積葡萄糖處就可能是惡性病變之處。葡萄糖是許多種碳水化合物的最後分解產物，提供人體能源（adenosine triphosphate，簡稱ATP，也稱作三磷酸腺苷）及碳源（用來製造幾乎所有的身體構造的原料，就像蓋房子的磚塊一樣）。葡萄糖進入細胞發生糖解作用，經過好幾個步驟到達丙酮酸（Pyruvate）時，只產生2個ATP，此時有個代謝的交叉路口，大部分的正常細胞，或休息的癌細胞，導引丙酮酸進入粒線體產生氧化磷酸化反應再產生36個ATP。

癌細胞不論在有氧或無氧狀態下，都喜歡走糖解作用，表面上看起來癌細胞很笨，差了18倍的ATP效率，但是大部分的癌細胞目的在碳源而不在能源，因為全到了粒線體會把碳源燒光變成能源。所以大量葡萄糖進入細胞後，在代謝中途站時，中間產物由各個交叉路口轉為往合成核酸、胺基酸及乳酸等的岔路去，即使到最後的丙酮酸岔路後，也偏不進入粒線體反而走向乳酸，乳酸再拚命排到細胞外，使細胞外酸化，靠酸化來控制周遭的微環

境，那麼 ATP 不夠怎麼辦？ 靠大量增加葡萄糖糖解速度來彌補能源不足，靠乳酸回頭再進入粒線體，或靠麩醯胺酸（Glutamine），脂肪代謝物進入粒線體來補足 ATP 之不足。所以，其實癌細胞靠粒線體仍然提供不少能源，最近更認為，乳酸到了細胞外，再進入細胞內，粒線體竟然是大宗能源供應者。粒線體也很發達的細胞，其實並不好治療，比較不容易被殺死。

　　癌細胞大費周章地搶食能源人餅，就是為了支持快速生長製造各種構造所需的碳源。為了配合這種生長型態，許多 DNA 發生突變或蛋白表徵與正常不同，在在都是為了改變與代謝相關的蛋白酵素。癌粒線體的能量生成代謝與正常細胞不同之處是岔路特別多，由脂肪酸、麩醯胺酸來的檸檬酸很容易進出此。葡萄糖糖解作用岔路也很多，為了合成核酸，走核酸五碳糖合成過程中產生 NADPH，NADPH 是非常重要的抗氧化物質，細胞內有相當的 NADPH 來自糖解作用轉向核酸合成時產生。NADPH 的原料為 NAD+，抑制產生 NAD+ 的酵素菸鹼醯胺轉磷酸酶（NAMPT），可有效增加化療在胰臟癌的效果，因為能降低糖解作用，也降低了癌細胞的抗氧化力。另外高劑量的維生素 C 也能減少 NAD+ 的生成，NAD+ 不足會增加粒

線體功能，以便多製造出ATP，也同時會降低糖解作用，增加細胞被氧化藥物傷害的機會，也會增加化療的效果。衰老細胞NAD+在理論上是不足的，增加NAD+，會降低發炎反應，增加粒線體的功能，所以補充NAD+或有抗衰老之功。

　　代謝的改變與治療效果息息相關，因為粒線體負責能量供應與凋亡反應。控制凋亡正反兩面（促生、促死蛋白）的力量決定治療結果的好壞。粒線體不斷運作，易產生出自由基傷害，大約有5%我們所消耗的氧氣產生出了自由基，降低糖解作用，會加重粒線體的負擔，除非受損細胞停止生長，進入休息狀態。一般癌細胞先天粒線體功能不太好，所以糖解作用較高。若一方面逼迫它利用粒線體呼吸，一方面又抑制其粒線體功能，就常能逆轉抗藥性。同理，給予電熱療，強迫癌細胞利用粒線體呼吸，就容易造成癌細胞死亡。其機制如下：

　　⑴癌細胞有較高糖解作用，其實這也是一種保護其不受氧化傷害的方法，癌細胞離開與他所處的大地（周圍間質組織）的接觸，就會停止糖解作用。

　　⑵若癌細胞停止糖解作用，但並未停止生長，就會

反而加強其粒線體的氧化作用，反而增加其受藥物（氧化自由基）的殺傷力。

(3) 癌細胞及其周圍細胞經常在勾心鬥角，本來產生的自由基就較多，所以癌細胞通常本身的抗氧化能力就較好。用抗氧化劑併用化療是否會降低療效？原則上不太會，因為抗氧化劑應該保護正常細胞多於癌細胞，癌細胞不差那些抗氧化力，況且癌細胞都是藉由自由基去控制旁邊的細胞。

(4) 癌細胞離開與之連結的基質細胞，準備遊走轉移時稱為上皮間質型態轉換（EMT），此時，易受氧化傷害，所以EMT必需伴隨停止粒線體呼吸之能力，癌細胞才能轉移。降低糖解作用，但強迫細胞進行粒線體呼吸，就會降低其移轉力量。癌細胞休眠中並未死亡；因此，我們若要消滅細胞，若能搭配上熱治療，再加上氧化壓力，就容易促其凋亡了。

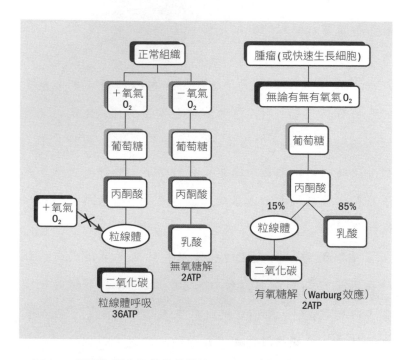

▲ 圖2-6　正常和腫瘤組織的代謝差異。正常組織在有氧氣的環境下，葡萄糖的利用傾向粒線體代謝，能產生較多能量（36個ATP）。腫瘤組織則無論有無氧氣，皆以糖解產生乳酸佔大宗（2ATP）。

part 4　**粒線體與腫瘤代謝的關係**

HEALTH：為了生存，癌細胞必須利用不同的代謝可塑性來因應微環境的改變。癌細胞能夠改變免疫細胞的功能性，更有甚者，「馴化」免疫細胞避免它來攻擊。改變代謝功能最基本、最重要的角色，就是本章的主角：粒線體。粒線體控制了脂肪酸、胺基酸及核酸等代謝作用的基本物質之進出通道；也是產生能量，合成ATP最重要的控制者。

　　細胞的運作與代謝的調控息息相關，越來越多的研究指出，細胞的型態甚至功能，與代謝途徑的變化有很大的關連性。像是能夠快速分裂以及活化中的細胞，多數透過糖解作用獲取能量，而相對生長緩慢或是停滯中的細胞則主要透過粒線體進行克氏（檸檬酸）循環，又名TCA循環取得所需能量。在過去，我們普遍認為，腫瘤細胞因為生長分裂快速，所以其代謝途徑必然全都仰賴糖解作用，

但這樣的觀念近年來開始受到挑戰，因為越來越多的研究發現，腫瘤細胞的代謝其實也富含多變性，而能夠有這樣多變的型態，取決於腫瘤微環境的建立。

　　腫瘤細胞能不斷的生長分裂，不單因為細胞內發生變異讓細胞本身能規避生長調控，還需仰賴所處環境提供足夠的養分以及逃避免疫細胞的攻擊，才能夠長久存活下來。所以，想要治療癌症，我們必須從「腫瘤微環境」著手，除了治療腫瘤細胞本身，還要連同整個微環境一起治療，才有機會達到治癒的目標，否則可能只是治標不治本；而我們常論及的腫瘤微環境，通常包含了可能提供養分的纖維母細胞及內皮細胞，還有失調的免疫細胞。那究竟腫瘤細胞是如何控制周遭細胞提供其所需的養分以及如何去改變微環境中的免疫細胞功能讓自己躲開攻擊，便是我們要探討的重點。

　　如先前所提，不同的代謝途徑會影響細胞本身的運作，這其實是正常的生理反應，為了延續生命，細胞會透過代謝的可塑性來因應環境的多變，而我們可以把腫瘤細胞想成代謝運行的能手。腫瘤細胞因為自身生長快速造成環境養分供給不足，因此需要藉由改變周遭細胞的代謝途徑來避免爭食，另一方面，代謝影響功能，因此，相同的

方式，腫瘤細胞能夠藉此改變免疫細胞的功能性，進而逃避甚至化敵為友，馴化免疫細胞來延續生命。那究竟腫瘤細胞是如何調控自身的代謝途徑來延續生命甚至主掌整個微環境呢？這一切都要從粒線體開始說起。

粒線體是細胞能量的主要來源，雖然短時間沒有粒線體，細胞還是能夠產生能量，但要能長時間運行以及延續生命，粒線體便是無可或缺。這也跟代謝的可塑性有關，我們可以把能量的產生簡化想成大分子有機物的分解，細胞從環境中獲得大分子有機物，再透過不同的分解途徑獲得能量以及生長分裂所需的原料，備足原料及能量後再透過合成機制建構生長分裂所需要的物質。但細胞能在環境中獲取大分子種類是被動的，可是建構一個細胞所需的物質是恆定的，因此細胞需要代謝可塑性來平衡原料間的失衡。而掌控這平衡的關鍵就是粒線體。構成細胞所需的主要原料包含脂肪酸、胺基酸及核酸等。這些物質在細胞內利用相對應的代謝途徑分解相對應的大分子有機物而獲得，如脂肪酸可以經由 Beta- 氧化獲得，核酸能透過糖解作用經由五碳醣循環獲得，某些胺基酸透過麩醯胺酸代謝（glutaminolysis）產生等。而獲得這些原料的過程中，會伴隨著幾個主要的中間產物產生，而這些中間產物能夠透

過通道進出粒線體，再透過 TCA 循環轉變成合成所需的前驅物，達到供需平衡的狀態。

粒線體上的這些通道便是掌管細胞代謝的關鍵之一，當我們把細胞產生能量以及生長所需的大分子分解與聚合更簡化地想成很多個酵素反應的聚集，就能夠更清楚腫瘤細胞是如何透過這些通道來改變代謝。 我們知道，一個酵素反應包含了反應物及生成物以及電子傳遞物質，而當一連串的合成或是分解反應要持續進行，那這中間每個酵素反應的反應物及生成物以及電子傳遞物質就必需保持平衡，否則反應就會中斷而停止運作，而粒線體上的這些通道就巧妙地扮演這所有酵素反應間的平衡。而在細胞內，這平衡的最終關鍵就是電子傳遞物質——NADH。粒線體能夠產生能量是因為其雙層膜的結構，在這結構中，NADH 可以驅使一連串的電子傳遞最終產生能量 ATP，因此，我們可以把 NADH 想像成一種能量傳遞物質。也就是說，細胞要產生 ATP 除非某個酵素反應直接催化產生，否則細胞只能將能量從反應物轉移到生成物或者相反，如果有再多餘的能量就會以 NADH 的形式保存再進入到粒線體透過電子傳遞鏈的方式轉換成能量。

因此，如果沒有粒線體，細胞本身並無法讓 NADH 直

接變成 ATP，將導致於某些酵素反應的失衡，造成整個代謝途徑的中止。這也是為什麼細胞長時間的運行以及生命延續，非得依賴粒線體。但 NADH 並沒有辦法直接穿透粒線體的雙層膜，所以細胞需要透過代謝中間物的轉變消耗 NADH 上的電子，再透過粒線體膜上通道進到粒線體內透過 TCA 循環再重新產生 NADH 進入電子傳遞鏈並產生能量。一旦細胞完成這樣的轉換，便能讓粒線體外的酵素持續進行反應，細胞也得以同時進行分解合成並獲得能量，而腫瘤細胞因為某些變異，這些粒線體膜上的通道變得較為發達，讓其在代謝上能比正常細胞更具有可塑性，也造就出各式各樣的微環境。

part 5

免疫細胞如何控制與受控於腫瘤微環境

HEALTH：整個腫瘤微環境（Tumor Microenvironment, TME）就像是一簇生命力旺盛的有機體，爲了生存，其中的免疫細胞與癌細胞一樣皆需要爭奪資源，皆必須具備能快速轉換能量代謝方式的能力。該能力的高下決定誰主宰微環境，也可以調控這個能力，以改變腫瘤微環境。轉換能力就像是太極的陰陽兩極，永遠保持著動態平衡，「陰」或「陽」都不可偏廢。 ◀▮▬

　　TME中有塡充支持在細胞中間的間質如膠原蛋白、纖維組織，而間質細胞更有各式各樣的免疫細胞，包括由骨骼來的補充兵如骨髓幹細胞，間質幹細胞等等。比起正常細胞，癌細胞的代謝做了許多轉換，基本爲了快速生長需要以及快速得到ATP，必須在困難又競爭的TME中獲得有利條件。由於癌透過代謝改變，可塑性很大，適應環境能力強，造成化療放療給他的壓力仍不足以殺死他，當

然各種不同功能的免疫細胞也都得爭奪有限的能源，如葡萄糖、麩醯胺酸、脂肪酸、胺基酸等等。同一種癌病在不同的人，不同部位，甚至同一部位不同時間，也會有不同的TME，預後也有所不同。免疫細胞影響TME最大，也是最可能被代謝影響的細胞之一。

可塑性是所有免疫細胞的特性，也是最讓人捉摸不定的東西。巨噬細胞（Macrophage）是單核球轉變的細胞，巨噬細胞存在於組織間，在肝、肺、骨骼內皆有。巨噬細胞扮演警衛角色，M1型即為促進發炎的角色，稱為M1（抑癌者），會活化自然殺手類的NK、NKT細胞。如果巨噬細胞轉化成M2型（修復型角色），則功能相反，能抑制發炎，促進腫瘤生長，促進血管新生。M1細胞偕同中性球可清除細菌及壞死細胞，但也會過度引起發炎傷害，就像陰陽的變化，沒有絕對的陽或絕對的陰，此種矛盾的關係，反而是讓細胞維持共生的好機會。如果陰方或陽方過剩，就會破壞共生的關係，往一方傾斜的結果造成惡性循環。如果治療成功把關鍵癌細胞殺光，那麼失衡的微環境又會慢慢恢復原有的共生關係。當然，主成分也會改變，以適應新的共生關係。

免疫代謝的能量改變，對腫瘤進展是雙面刃，基本

M1 細胞增加發炎反應，增加糖解作用（減少粒線體），M2 細胞降低發炎反應，增加脂肪酸代謝（增加粒線體負擔）。 腫瘤內巨噬細胞往 M2 傾斜，血管增生，增加腫瘤侵犯與移轉分泌抑制型細胞素（TGF-β），但 TME 的巨噬細胞雖以 M2 為主，並不代表他不分泌促進發炎的物質，細菌 LPS 刺激 M1 分泌 IL-1β，但缺氧下壞死的細胞也會讓 M2 透過 TLR4 分泌發炎反應物質。也就是說，無論 TME 裡的巨噬細胞是 M1 或 M2，都會分泌發炎物質，都不代表沒事。醫師在用免疫治療時要隨時注意，發炎狀態過高時，就要加上抗發炎的力量。

增加糖解反應，「好」的 T 細胞（Th1 T）增加抗腫瘤反應（陰），而「不好」的 T 細胞（Th2 T）增加免疫抑制反應（陽）。一般而言，中性球基本上像 M1 細胞（陰的細胞），糖解作用較強，糖分代謝快速以產出 ATP，幫助立即要作戰的免疫細胞如 CD8 T 細胞、M1 或中性球等，但要保持持久的免疫反應，則必須要轉化為以粒線體為主的糖及脂肪代謝，如 Tcm（記憶 T 細胞），他們的粒線體數量多，脂肪酸形成及分解皆旺盛。Treg（抑制 T 細胞）屬於陽的細胞（促癌）大多以脂肪代謝為主，糖解作用不強，靠粒線體功能也靠分解麩醯胺酸生長。

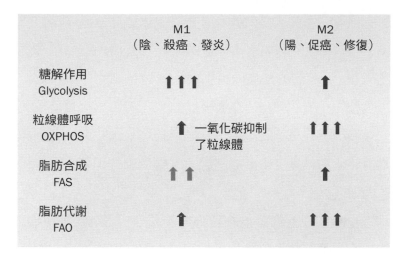

▲ 圖2-7　功能相反的兩種巨噬細胞（M1及M2）也各有其截然不同的代謝特性，M1糖解作用高，M2喜歡用粒線體代謝脂肪。。

　　缺氧狀態時，癌細胞糖解作用強，產生並排出乳酸。酸性環境影響免疫細胞活化，免疫細胞中相當重要的M1及抗腫瘤的CD8 T細胞因糖分搶不過癌細胞，所以數量不足。抑制型的免疫細胞及骨髓來源細胞MDSC不用糖分，所以易成熟，同時，這種細胞也帶來免疫抑制與無可避免的發炎反應。就如同感染時，一線細胞消耗了，骨髓造血幹細胞趕過來製造了一批「白血系」的細胞，此型細胞爲先天免疫的主幹，也間接影響後天免疫的發展，骨髓源白血系細胞，吞噬病原，分泌發炎激素，發炎反應會吸

引中性球、單核球趕到發炎處。MDSC分為M系（單核球多）及G系（中性球多），皆未成熟且皆為免疫抑制型細胞（陽）。淋巴球在組織內生長，骨髓系細胞（中性球，巨噬細胞，樹狀細胞）在發炎處聚集，皆需要大量能源，如果發炎處有足夠的能源，骨髓系細胞足以變成「好」的來清除。如果發炎處有癌細胞也要搶能源，那就不會變成「好」的細胞了。

生長較旺盛的免疫細胞通常易成為「陰」（抑腫瘤）的細胞，靠糖解作用代謝，但是，T細胞變回安靜或記憶型T細胞反而是確保長期免疫不可或缺的，他們的代謝變慢，捨糖解而多利用粒線體呼吸，原料來源有葡萄糖、脂肪酸與麩醯胺酸等。代謝調節裡重要的機轉「自噬」是以下的過程，當細胞遇到缺氧缺糧環境營養不良而停止「新陳」，反而將自己老舊蛋白，失常結構分解回收，藉充飢增加存活的機會。

AMPK蛋白會促進自噬，而生長控制蛋白mTOR則抑制之。我們利用代謝藥物對各種免疫細胞促進其獨特的調整陰陽之效。我們常用自噬抑制劑藥物（奎寧），讓腫瘤微環境免疫傾向「陰」，因為自噬抑制藥物（奎寧）會增加糖解作用而減少Treg的生長，讓腫瘤環境向「陰」更

走一步，因為腫瘤微環境內 Treg 細胞很依賴自噬作用。另外 AMPK 蛋白質活化劑常用於糖尿病的治療，會降低新陳（減少脂肪合成）而增加代謝作用（增加脂肪代謝）。在腫瘤微環境內會增加 Treg，降低 Th1 T，降低發炎反應，在周邊增加 Tcm（記憶型 T 細胞）的形成。

當 TME 環境不好，營養不足時，用抗糖尿病的藥有增加自噬（延命作用），減少 T 細胞傷害，增加糖解作用可活化免疫細胞，最簡單的就是打高濃度葡萄糖，會看到暫時的免疫細胞增強，改善缺氧，可降低發炎反應，抑制 mTOR 的藥物能減少糖解作用防止巨噬細胞及 T 細胞的正常分化，抑制脂肪酸氧化代謝的藥物或降膽固醇藥物可降低 M2，但是這些藥物目前皆無專一性，事實上每一種細胞在不同環境下皆有其相反的功能，用這些代謝藥物時還是要透過有經驗的醫師來使用。

老化的細胞包括免疫細胞在內，降低了粒線體與細胞膜內外質子的電位差，這種電位差降低了許多訊息傳導的正確性，加上過度氧化就更容易造成發炎。如果能夠讓粒線體活化起來，耗氧增加，代謝增加，細胞間的邊界連結就會更明顯，連結緊密處是造成細胞與細胞間相互牽制最重要的力量，癌細胞就比較不會轉移。所以改善粒線體功

能，像有一些改善粒線體功能的健康食品及有氧運動等應是對病人有利的，當然電熱療就是有這種功效！

由於腫瘤細胞與 T 細胞都必須爭奪能源，腫瘤當然較強大，所以 T 細胞功能就只好下降。糖解作用的一個中間產物 phosphoenolpyruvate 是維持 TCR T 細胞免疫反應時鈣離子持續流入的關鍵蛋白。所以 T 細胞糖解不夠，T 細胞功能就不彰。如果抑制癌細胞糖解，而不抑制到 T 細胞，理論上能增加 T 細胞功能，最近有人發現，PD-L1 抗體之所以有效的原因之一，是發現 PD-L1 的下游竟與糖解的關鍵蛋白 mTOR 有關，免疫檢查點配體 PD-L1 抑制劑，會降低腫瘤細胞的糖解作用，卻不影響 T 細胞。

腫瘤細胞也會影響 T 細胞粒線體的發育，有人報告增加粒線體與脂肪代謝相關的 PPAR-γ 接受體活化的共同蛋白稱為 PGC-1α，也可以使 T 細胞粒線體更強化。T 細胞上的抑制點 PD-1 表現愈高，PGCIα 的表現就愈低。事實上，T 細胞接受體 TCR 一但接受到抗原，會立刻傾向往糖解走，以分泌細胞素，但如果粒線體不健康，效果就很短暫，許多 PD-1 抗體無效的原因之一就是 T 細胞粒線體功能不良了。改進粒線體功能，控制粒線體數量與增大粒線體體積與 IL-15，IL-7 更有關，這兩個細胞素將來會很有

用途。粒線體功能的改善與糖尿病的藥 Actos、Metformin
皆有關。

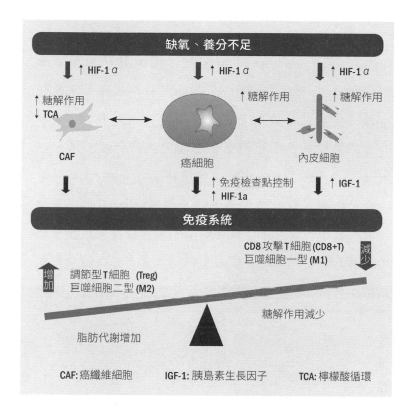

▲ 圖2-8　腫瘤微環境缺氧、缺糧，再加上癌細胞為了快速生長，增加
缺氧引發蛋白 HIF-1α，控制微環境內三害 (癌細胞、癌纖維細胞、血管
內皮細胞) 使用糖解代謝，搶了免疫細胞能源，使得需糖解代謝的巨噬
細胞一型 (M1) 及攻擊T細胞 (CD8+T) 減少，而增加以粒線體代謝為主的巨
噬細胞二型 (M2) 及調節T細胞 (Treg) 大量增加造成免疫抑制。

part 6　缺氧、酸化以及癌纖維化是根本病灶

HEALTH：長得越快的腫瘤，會更兇殘地搶奪能量與氧氣。一個「缺糧」與「缺氧」的狀態，會使整體微環境更加酸化，讓癌細胞更「惡性循環」，腫瘤微環境也存在著大量受癌細胞控制的癌纖維細胞（CAF），它像是癌症的「房屋建築設計師」，提供適合癌細胞居住的「鋼筋水泥」環境。CAF提供血管生長因子，能夠促進血管新生；供給腫瘤促進因子讓它生長加速；分泌各種免疫抑制物質，也進行糖解代謝，提供乳酸給癌細胞用。

在腫瘤微環境中，除了癌細胞外大約50%爲其他種細胞，腫瘤長得愈快，通常缺氧的部分就愈多，缺氧與缺糧加速腫瘤環境的惡化，使之更酸化。**缺氧與酸化爲腫瘤惡化的二大禍首。**癌細胞利用糖解作用將乳酸排出去對維持癌化非常重要。癌細胞內的酸鹼值（約＞7.4）是略高於

正常細胞的，但癌外低於正常細胞不少（約6.7~7.0），有3~4種排酸的酵素負責把H+向外排，且要消耗掉能源。細胞外酸化，造成對癌有利的環境，包括免疫抑制、發炎反應及血管增生，酸也造就了癌的自主生長與侵犯性，細胞外的酸也容易造成疼痛。

細胞內高pH值促進糖解作用，反之，也促進粒線體的氧化磷酸化反應。氫－鈉通道在細胞膜上與氫分泌有關，由於細胞膜不能讓膜內外的離子自由進出，要通過許多種電壓門控離子通道才能進出。癌細胞的電壓門控通道較正常細胞活耀。胞外帶正電的鈉離子向細胞內送，或向細胞內胞器內送。，另外細胞內胞器許多小空間，靠V-ATP酵素維持胞器內（如溶酶體）的酸性以保持自噬功能暢旺。酸性的環境也常讓一些化療藥物不易進入，如mitoxantrone，但也可能讓某些藥物可能更有效，如CPT-II。熱治療通常對酸化的微環境，更顯得有效果。

奇妙的是，酸化嚴重後，竟然會促使癌細胞由糖解代謝又改變為粒線體的有氧磷酸化代謝，排出的乳酸會再進入細胞變為能源，部分又由岔路再走回合成核酸、胺基酸與脂肪酸的合成。微酸化的癌細胞50%的ATP由糖解作用產生，但嚴重酸化後只降為10%。所以我們在正子攝影看

到明顯的葡萄糖攝取的癌症固然不好治，但不太用葡萄糖的腫瘤其實更難治，因為酸化嚴重，抗藥性明顯。

　　癌細胞的另一個特色之一為缺氧。缺氧會讓癌變得更惡性，以及抗藥性的發生。腫瘤長大，受擠壓或治療，會改變血流間歇性的缺氧與供氧，更容易因慢性的過程，比急性或持續缺氧更容易造成日漸惡化的結果。缺氧增加血管生長因子，增加糖解作用。缺氧增加移轉率，缺氧HIF-1α為主要的蛋白，許多癌細胞即使在有氧狀態下也高表達HIF-1α。HIF-1α降低粒線體呼吸作用功能，與Myc相同，皆增加糖解作用，但與HIF-1α不同，Myc也調節粒線體的功能。

　　腫瘤在缺氧時大量表現HIF-1α這個蛋白，讓細胞增加無氧發酵的效率。HIF-1α為適應性的蛋白質，沒有也不至於致命。HIF-1α與血管生成，血紅素生長因子及造骨細胞之生成皆有關係。腎臟癌的主要基因突變與控制HIF-1α的VHL蛋白質突變有關。HIF-1α控制許多腫瘤的特性如發炎反應。「鐵」元素不足，會增加HIF-1α的量，HIF-1α增加會引起自噬反應以節省能源，過多HIF-1α會增加發炎反應，但若T細胞HIF表現不足，T細胞功能也會下降，缺氧易使免疫往促癌方向傾斜，HIF高的缺

氧細胞容易看到脂肪微粒子的堆積，自噬功能抑制能增加脂肪堆積，也能增加癌細胞對化療的敏感度。

第三個微環境特色是癌纖維化，像胰臟癌的胰星狀細胞，腦癌的膠質細胞皆是產生纖維化的細胞。癌是不癒的傷口，正常傷口癒合需要不斷地長纖維組織，反之，癌長大，也需要纖維組織。癌會讓其他周邊的細胞老化，不太利用粒線體。所以說老促癌，癌也促老。老化的細胞基本上是自然的一個淘汰過程，細胞喪失分裂，生長力，轉變為「分泌」型態，叮影響其微環境的免疫細胞，等待被清除，但萬一未被清除，老化的細胞反而是促進維持老化或癌化的推手。間質纖維細胞易衰老，上皮細胞或癌細胞易凋亡，衰老細胞分泌的分子進入細胞外，能夠影響相鄰的細胞。治療引起死亡（凋亡或壞死凋亡），另外一種是引起衰老，衰老細胞雖不生長，但並未死亡，並持續影響周圍細胞。癌的纖維組織透過不斷的改變其細胞外的間質成分，一般具備有以下特性：(1) 纖維絲構造不同，玻尿酸小分子片段多。(2) 較不易被分解，所以癌摸起來比較硬，且分泌許多蛋白會促進癌症生長。

間質幹細胞轉為癌纖維細胞（CAF），有人形容其為隔壁的麻煩製造者，癌細胞與纖維細胞一起培養觀察，大

概皆能得到一個結論，即能增加癌惡性度以及阻擋免疫反應二個典型現象。正常纖維細胞會抑制癌細胞生長，但若纖維細胞變成像肌纖維母細胞（myofibroblast）或纖維細胞老化，就慢慢變成具有促癌作用，會分泌抑制免疫細胞的細胞素 TGF-β。CAF是個壞胚子，不好的手段全上了，如免疫抑制，為癌供應能量等。做乳房攝影，癌細胞看起來就是較緻密的一群細胞，CAF改造ECM更適合癌症發展，甚至CAF也能像癌細胞一樣跑到血液中遊走稱為 cCAF 幫助癌細胞移民時蓋個好房子，癌細胞成形前最早到位的細胞之一就是CAF。

玻尿酸片段是連結癌細胞與癌纖維細胞的水泥。治療以CAF為目標已有些應用，比方說胰臟癌80%的體積有可能都是CAF，首先是將CAF的厚實壓力放鬆軟些，降低其纖維間的壓力，讓藥物得以滲透，藥物如玻尿酸酶（PEGPH20），目前正在做三期臨床試驗，我們期待有好的結果。另有一標靶藥針對CAF，抑制其旺盛的FAK酶 Focal adhesion kinase（FAK），以增加免疫治療的效果。

另外，對堅實的胰臟，由於放療沒有穿透的問題，放射手術3000~4000劑量分五次治療，對小的腫瘤特別有效，有報告，局部控制時間可高達一年半以上。慢速的照

射較不易見效，由於CAF與腫瘤靠IL-6彼此溝通，IL-6
接受體的阻擋抗體可能是一個很有機會的藥，不過目前無
臨床試驗。Tocilizumab為IL-6之標靶藥，已經問世，用
在自體免疫症的治療，目前CAR-T細胞治療引起的嚴重
「細胞素釋放症候群」可以用此藥來治療。

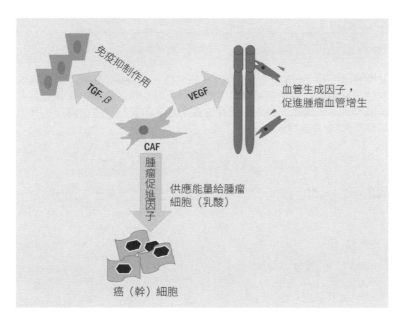

▲ 圖2-9　CAF供給癌症生長所需的各種因子，是腫瘤微環境最好的裝
潢師傅！

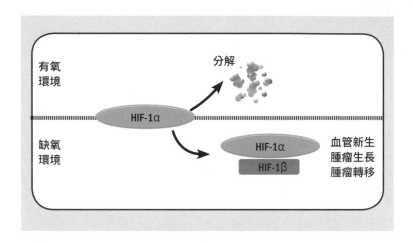

▲圖2-10 HIF-1α蛋白控制許多腫瘤的特性，在有氧的環境下，它會很快地被分解掉。在缺氧的環境底下，它會與HIF-1β結合，在無法被代謝的情況下，會進一步活化細胞生長。癌症的血管新生，腫瘤生長或轉移都與HIF息息相關。

part 7　腫瘤轉移與微環境的變化關係

HEALTH：癌症最惡名昭彰的本事就是遠端轉移。「土壤與種子」理論：癌細胞（種子）在適合生長的環境（土壤）壯大，是百年來針對爲什麼會轉移最被接受的說法。想轉移出去的癌細胞會靠發生表皮間質間的型態轉換（EMT）。它從緊密相連的上皮細胞轉變成可移動的間質細胞，再「移民」到適合生活的新天地。「新移民」決定要定居時，會再從間質型變回緊密連接的上皮型（MET），才能夠落地生根。各種抑制EMT，MET的藥物，也是治療的一個關鍵。　◆▬▬

　　癌症之所以可怕是因爲轉移，在微環境待得好好地爲什麼要轉移？這是大自然的天性，生物都希望子孫繁茂、遍地開花吧！關鍵是轉移是一個很無效率的事，10^9（一公克）的腫瘤有4×10^6的細胞脫落進入循環中，絕大部分無法落地生根。對於癌病爲什麼轉移這個問題，百年來最易

被接受的「土壤與種子」理論最能簡單一句話描述爲什麼某些組織特別吸引癌細胞來定居。事實上，某些腫瘤細胞特別喜歡貼附在某些器官的微血管上，可能是最重點的原因。爲什麼特別的癌細胞對某些組織特別鍾情的動機仍不太清楚，不過實驗裡可以挑出一群群細胞分別易貼附在某些特定組織血管壁的證據。所以說血管內皮細胞是轉移的助手，也不爲過。

我們以腦部爲例；由於腦血管有多出幾層的屏障，防止毒性物質侵犯腦部，比如多了Astrocyte星狀細胞緊密貼附在微血管外，微血管內皮細胞間的「緊密連接構造」又特別緊實，具所謂「腦血屏障」的特質。爲什麼藥物進不去，反而癌細胞進的去呢？這證明癌細胞貼附在血管壁上伺機而動，非常關鍵，假以時日，自能分泌一些物質，讓癌細胞爬出血管壁外，而到腦子裡定居。轉移到骨骼、肝臟、肺臟就相對更容易了。

癌細胞脫離原來腫瘤需要一個必要動作，稱爲表皮間質型態轉換（EMT），要由一個緊密相連的腫瘤上皮細胞蛻變成可以移動而生活的間質型細胞，在形態與代謝上需做重大改變，比方說，要降低E-cadherin增加Vimentin等蛋白，其中一群個頭特別小的細胞最具備幹細胞的特性，

可轉為癌症之母，應是所有轉移的原因。但新移民要定居，必須要有一個倒過來的動作，細胞要經過重大形態變化，由間質型再變回上皮型細胞，稱為MET轉變，透過MET才有辦法定居生長，定居的癌細胞長到1~2mm大小時，一定要能有新生血管長進去，分泌VEGF多的細胞比較容易轉移。

所以，癌細胞由母艦脫離到殖民地的過程其實相當不簡單，也啟發了許多治療癌症的火花。除了防止微小病灶腫瘤落地生根發芽的藥如血管抑制劑應該有效果外，原發腫瘤在開始放射治療時與抑制發生EMT的藥物一起用，效果必然更佳。由DNA甲基化，去乙醯化降低上皮基因的表現，增加間質細胞基因的表現，腫瘤微環境因分泌各種細胞素，血管生長因子，免疫抑制因子，皆提供EMT所需要。所以去甲基化，增加乙醯化，抗發炎的、抗糖尿病的藥、IL-6抗體以及電熱治療皆能增加細胞間連粘蛋白E-cadherin表現，得以降低EMT的發生。（有關電熱療在這方面的作用，在第四章〈進階版的熱治療〉另有介紹。）

有些癌先到淋巴後才會到血流，有些癌直接到血流不太到淋巴，大部分的癌到了淋巴就代表到血流端，如此轉

移的機率大些，容易淋巴轉移的癌與容易血液轉移的癌基本上的特質有些不太一樣，透過淋巴轉移的癌基本上先部分變型為間質型 partial-（EMT），就可能直接轉移（主要透過阿米巴運動，但在淋巴結長大後，又要變成 EMT 才能再移動），經血流轉移的癌需完全先變形為間質型細胞才能在血液中存活一陣子，就是所謂的 EMT，到了定點血管再長大時，基本上較需要 MET 轉型，所以用轉移下來的病灶檢驗其 EMT 並不高，由轉移點再轉移的機率其實是較低的，大部分是由原發部位很早就散出去的。

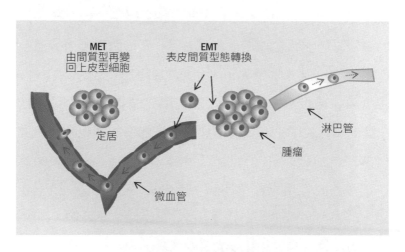

▲圖 2-11　腫瘤先經過表皮間質型態轉換 (EMT) 才能移動到血流中，到了特定位置，又要能由間質型再變回上皮型細胞 (MET)，才能繼續生長。

　　那爲什麼去除原發腫瘤了，過一段時間還會有轉移點冒出來？　就是因爲診斷時就可能已經跑出去了。長時間使用 VEGF 抗體是否會預防轉移呢？答案可能是否定的。因爲抑制型巨噬細胞 M2 跑到腫瘤的轉移病灶時，在缺氧狀態下（長期使用 VEGF 抗體會造成缺氧），M2 細胞會增加其自身的糖解作用（M2 細胞原本不太用糖解代謝的），由於養分有限，M2 會搶血管內皮的糖分，血管內皮細胞就會更長不好，變得更稀鬆而不緊密，更容易造成轉移細胞移動進出血管。

part 8 　**代謝調整應用於治療的觀念**

HEALTH：在缺氧及有氧的環境，腫瘤皆喜歡利用葡萄糖行糖解作用；氧氣充足時，也能使用粒線體代謝各種能源產生ATP。大部分癌細胞的粒線體不太正常，肇因於粒線體DNA上有些突變，由於容易產生自由基外漏，所以這可說是癌症的一個罩門。治療若能一手抑制住粒線體，另一手抑制糖解作用，再加上化療或標靶藥物，一些頑強的癌病也是有可能被消滅的！ 　　🔋

　　大部分癌細胞走有氧糖解作用，肇因於他們的粒線體其實不是太正常，但粒線體不正常不代表他們的粒線體很弱，帶了不少突變的粒線體DNA較容易產生自由基外漏，所以粒線體算是一個癌細胞的罩門。微環境裡的各種細胞皆有其獨特的代謝特徵，有的能用葡萄糖，有的用乳

酸，醯胺酸，脂肪酸等等。腫瘤較缺氧的地方喜歡用葡萄糖，有氧氣較充足的地方就多用各種能源再經由粒線體產出能量分子ATP，有些基因突變的Kras細胞，就特別依賴葡萄糖再由岔路進入TCA循環，製造更多的抗氧化物質NADPH以維持生長。基因與氧氣環境共同決定生長時要走的路徑。

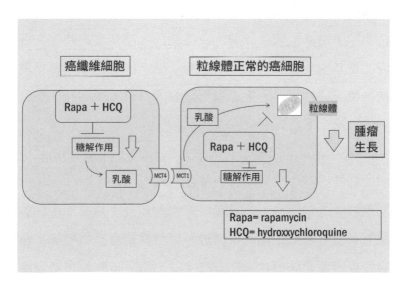

▲圖2-12　若癌細胞本身的粒線體功能不錯，通常是較難治的腫瘤，因為它會強迫控制旁邊的癌纖維細胞(CAF)進行糖解作用，將產出的乳酸搶來供自己使用獲得免費能量。使用Rapa+HCQ藥物的機轉是抑制糖解作用與粒線體功能，切斷能量供給，使腫瘤生長減緩。

另外，也有些癌細胞能由周遭細胞掠奪能源，方法是自己變得不太使用葡萄糖糖解作用，反而控制旁邊的癌纖維細胞（CAF）走糖解作用，但把CAF排出的乳酸，胺基酸，脂肪酸再送入癌細胞獲得碳源，稱為反Warburg效應。所以控制腫瘤的能源及碳源方向，就會改變腫瘤的基本特性。利用一些藥物，能切斷癌細胞對CAF的寄生關係（如上頁圖2-12所示）。

癌細胞看似雜亂無章，其實癌腫瘤的主、從關係非常明顯，由共生關係改為了主從關係。控制主從關係的關鍵，是其中一個癌幹細胞變化成了能主控全局的領導，就把共生關係打壞掉，讓周圍細胞變成奴隸。要治好腫瘤，癌幹細胞一定要能解決。

癌幹細胞（CSC）是最難治的細胞，能治CSC就能治所有的癌。CSC時而安靜冬眠，時而分裂，時而上皮形態，時而間質型態。冬眠的CSC不易殺死，代謝慢，喜歡用無氧糖解，但一定需要他時，就轉變為有氧糖解加上粒線體呼吸氧化磷酸化（OXPHOS），及脂肪酸氧化轉變硫胺基等代謝全部正常化起來，快速生長。包括CSC在內，任何癌細胞的代謝可塑性愈大，愈不易用一招來對付。可

多元治療的方式如下：

(1) 先引導 CSC 進入生長狀態，再去治療較有效，幹細胞更怕熱，使用熱治療，容易殺死幹細胞。

(2) 一直讓 CSC 在冬眠狀態，暫時不要去治它，有症狀或突然快速生長時才下手治，不惹他就沒事也是一招。

(3) 讓 CAF 等「被奴役而癌化」的低惡性細胞代謝功能恢復為正常，會大大削弱癌細胞的能源供應。也可以以抗氧化劑防止癌細胞以自由基來控制 CAF 的發生，以抗關節炎藥或抗瘧疾藥 Hydroxychloroquine 阻斷細胞的「危機處理代謝模式」，也就是自噬反應，來阻止 CAF 自己不做粒線體呼吸反而為別人做有氧糖解產生乳酸提供給隔壁的癌細胞。

(4) 由於 CSC 經常與血管內皮細胞溝通，透過 IL-6 等訊號維持內皮細胞的糖解作用，CSC 分泌 VEGF 促進新生血管。血管內皮細胞長成血管，提供養分輸送，提供癌幹細胞繼續長大的基礎。若能持續地以 VEGF 抗體控制 VEGF，加上糖解作用抑制劑 2-DG，對血管內皮細胞毒性將更大，對癌幹細胞而言，糖解與粒線體雙重代謝的打擊

更是相形重要。

缺氧、營養不足、發炎以及治療皆會陸續增加CSC的量，可說是越治療結果越朝向惡性發展。此時利用代謝觀念治療就很有意思了，因為CSC進入生長期，粒線體功能就變得很重要，某些治療糖尿病的藥能抑制粒線體功能，強迫CSC進入糖解作用，此時再用糖解作用的藥物就會特別有效。

治療癌症若能一邊抑制粒線體功能，再一邊抑制糖解功能（如2-DG），再加上化療，難治的癌如胰臟癌，也將可能無法頑強抵抗。

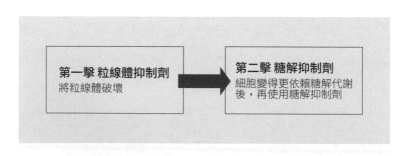

▲圖2-13　代謝雙重打擊的概念圖。難活的腫瘤常需搭配代謝雙重打擊才能更有效果。先破壞其粒線體功能，使其更依賴糖解，此時再抑制其糖解就較容易治療了。

　　臨床上利用FDG正子影像，可以發現腫瘤是否大量利用葡萄糖，目前也有看麩醯胺酸代謝的正子，脂肪酸代謝的正子影像在發展中，將來代謝特徵的資料會合併在治療的策略中，以達事半功倍之效。

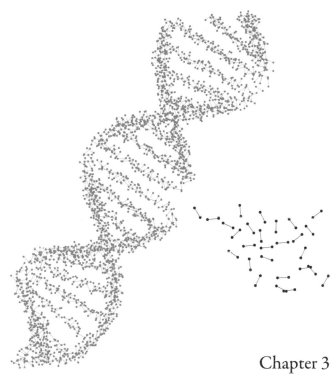

Chapter 3

癌症免疫治療——
陰陽平衡的體內戰鬥

　　免疫力的過與不足要依照環境的不同，維持著動態的平衡。先幫助抑癌免疫力，再平衡之，再助之，循環周而復始，就能成功。

part 1　**免疫細胞部隊的成軍**

HEALTH：免疫系統是生物對抗外來侵略最重要的一
　　　層防禦。概括來說，分成先天免疫與後天（特異性）
　　　免疫。想要治好癌症，真正的關鍵是在於有記憶性的
　　　後天免疫。然而，後天的免疫的產生，必須仰賴先天
　　　免疫的啟動步驟。想要癌症自癒，先天與後天免疫，
　　　缺一不可。本章將逐步介紹免疫系統與成功治療的
　　　關係。

人體的免疫系統是身體用來對抗外來病原時的軍隊。
除了少數會致命的疾病外，大多數的細菌或病毒感染身體
後，都能經由免疫系統的活化、運作而將疾病排除。現代
醫學在此階段扮演的角色就只是輔助身體，讓免疫系統能
好好對抗疾病，發揮免疫系統應有的功能。

免疫系統主要是由各種血球細胞構成，主要製造血
球細胞的器官是骨髓。骨髓中的造血幹細胞負責因應各種
外部刺激而分化成各種免疫血球細胞，引發先天性免疫與

後天性免疫反應。**嗜中性白血球、嗜酸性白血球與嗜鹼性白血球統稱為顆粒型白血球，是屬於先天性免疫反應的一環；他們在血液中巡邏，一旦遇到感染或發炎，就會立刻採取行動。**巨噬細胞與肥大細胞則是在各個組織間完成分化，並在各個器官中做為身體抵抗外來病源的第一道防線，引起發炎反應也是屬於先天性免疫反應。

巨噬細胞能直接吞噬掉進入身體的細菌，並引糾集血液中的嗜中性白血球共同吞噬外來細菌。相較於巨噬細胞的吞噬能力，肥大細胞則是以胞泌作用分泌各種蛋白激素來對抗病原，引起過敏性的發炎反應，並吸引嗜酸性白血球與嗜鹼性白血球一同加入戰局。自然殺手細胞屬於淋巴球的一種，亦為先天免疫戰力的一環，專門辨識陌生細胞，是一種遇到非我族類就攻擊的淋巴細胞。樹枝狀細胞以未成熟態進入組織間，吞噬抗原，與巨噬細胞不同的是，樹枝狀細胞專事分解、並呈現抗原於淋巴結中，用來活化具特異識別性攻擊力的淋巴球細胞。淋巴球細胞主要分為兩大類，B細胞成熟於骨髓中，故稱B細胞，T細胞成熟於胸腺，所以名為T細胞。成熟的淋巴球細胞遊走於周邊血液與淋巴系統之間。多數的後天免疫反應都是起始於T細胞被樹枝狀細胞刺激，開始認得樹枝狀細胞所表面

呈現的抗原，進而啟動整個後天免疫系統。**後天免疫的兩大主角就是T細胞與B細胞，當T細胞開始毒殺特定受感染細胞時，B細胞即開始分泌抗體對抗病原。**

先天性免疫系統負責病源感染的早期工作，主要以分辨一般病源的共同特徵為主。這些特徵不會出現在正常的人體內，因此一旦出現，就可以認定為外來病原入侵，加以消滅。但若是病源較複雜，像是病毒會直接進入細胞內，躲避先天性免疫系統攻擊的話，接下來就需要後天性免疫系統接手，以特異性T細胞毒殺受到病毒感染的細胞或是產生抗體對抗病原。後天性免疫系統一旦發展完成，就會產生記憶性，下一次如果同樣的病原再感染，免疫系統就會立刻辨認出來，並將之前已具有特異性辨認能力的T細胞與B細胞大量活化，使身體不會再度被同樣的病原侵害。我們現在施打的疫苗就是根據這樣的免疫記憶原理所發展出來的應用。不同的是，疫苗是以減毒或死菌的方式，讓身體在沒有發病的情況下，訓練免疫系統產生具特異性的後天免疫反應。疫苗的發明可以說是人類對抗疾病，延長壽命上的一項重大成就。

想想看，地球上數百萬種無脊椎動物僅具有先天免疫，而後期演化的後天免疫僅存在於較高等的生物。愈後

面發展的系統愈脆弱，癌細胞更晚發展，所以由後天免疫下手治療癌症比較合乎邏輯。將來癌症疫苗必然是防癌主流，我們想要治療成功不要只相信「增強免疫力」的一般食品、藥物或細胞，真正的答案還是後天免疫（帶記憶的免疫）。但是缺少先天免疫的第一個啟動步驟，後天免疫不會發生，所以達到真正的自癒，必需兩者皆重視，我們在〈圖文摘要〉中已說明我們免疫成軍的系列步驟。

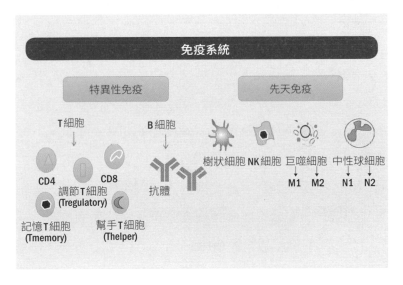

▲圖3-1　免疫系統家族。初分兩大類，各為先天免疫以及特異性免疫（後天免疫）。每類又有許多小家庭成員。

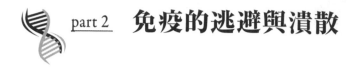

part 2 免疫的逃避與潰散

HEALTH：腫瘤細胞是最厲害的「免疫逃脫者」。剛生成的腫瘤細胞，爲了快速繁衍，容易表現特定的抗原而被免疫系統辨認清除。慢慢地，只剩下不易被辨認的腫瘤細胞存活下來。

免疫大軍包括先天免疫與後天免疫系統，持續監控我們的身體，一方面避免外來的病原菌與消滅內在突變的細胞，另一方面也負責修復與清除受傷的組織。然而，凡是有規範的事情，必然會有漏洞可鑽。不管是外來的病菌或是內生的腫瘤細胞都可演化出逃避免疫系統的機制。細菌可以形成外包膜藉以屏蔽免疫細胞可辨識的表面抗原。病毒會降低感染細胞之表面 MHC 分子表現，藉以躲避 T 細胞的攻擊。相較於病菌，癌細胞是另一群更厲害的免疫逃脫者。一開始形成的腫瘤細胞爲了快速增生，會產生特有的代謝系統，也衍生出特定的細胞表現型，免疫大軍可藉由

這些特殊抗原辨識出腫瘤細胞並清除之。但成也蕭何敗也蕭何，就因為免疫監控的作用，進而形成一種篩選模式，隨著時間的經過，只有一些因免疫抗原性低，而使免疫細胞難以辨識和毒殺的腫瘤細胞存活下來，才被診斷出來。也就是說被診斷出有癌症時，免疫系統在理論上是不足的，甚至會保護癌細胞，就像母親胎盤會保護胎兒一樣，不管胎兒性別、血型與母親多麼不同，也不會有排斥反應。

這些腫瘤細胞通常可演化出好幾種方式，以逃脫免疫監控。利用增加或改變本身的某種蛋白質表現，如增加生存蛋白或減少促死蛋白，或直接抵抗來自免疫細胞的攻擊。又或是降低或是改變 MHC 分子的表現程度以降低 T 細胞的辨識。甚至演化到後期，腫瘤細胞可調控各種細胞趨化激素來避免免疫細胞的追蹤，或分泌抑制型細胞激素來抑制免疫細胞功能。

除了改變腫瘤細胞本身來抵抗免疫細胞的能力外，另一種則是透過分泌物質發展出適合腫瘤生長之免疫抑制型腫瘤微環境，藉以增加腫瘤細胞對免疫系統的耐受性。腫瘤可以透過調控免疫活化與免疫抑制訊號間的不平衡，慢慢地將整個腫瘤微環境由免疫活化轉變成免疫抑制，達到讓免疫大軍潰散的境地。免疫活化之腫瘤微環境基本上需

要輔助型T細胞1（ help T cells 1, Th1 cells）、M1巨噬細胞和毒殺型T細胞（cytotoxicity T lymphocyte, CTLs）進行腫瘤的清除，包括分泌活化型細胞激素如干擾素γ和腫瘤壞死因子α，以及進行毒殺作用。但是當腫瘤微環境偏向免疫抑制後，會吸引或分化出許多抑制型的免疫細胞來協助腫瘤抵抗正規的免疫清除。

首先，會有調節型T細胞（regulatory T cells）進來分泌抑制型細胞激素包括β型轉化生長因子（Transforming Growth Factor Beta, TGF-β），同時可迫使CTLs能力耗竭，增加CTLs之免疫檢查點分子表現如programmed death 1（PD-1），也可藉由另一免疫檢查點分子cytotoxic T lymphocyte antigen 4（CTLA-4）踩煞車與抗原呈現細胞結合而產生免疫抑制。另外Th2細胞會過來分泌細胞激素IL-4，這會促使巨噬細胞分化成抑制型M2，M2巨噬細胞可分泌促血管新生和免疫抑制之細胞激素，並且同時與骨髓來源抑制細胞（myeloid derived suppressor cells）一起分泌許多不利於活化型T細胞浸潤之超氧化物質和細胞趨化激素，達到促進腫瘤生長之腫瘤微環境。

腫瘤免疫逃避的機制造成腫瘤的生長與免疫大軍之潰散，其中參與的細胞成員與多種分泌出的細胞激素、趨化

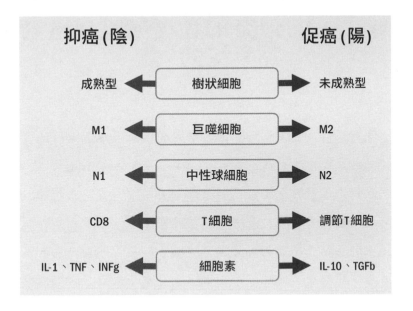

▲圖3-2　免疫系統的陰對陽分類。

因子和生長因子等構築成非常錯綜複雜的網路結構。人體
裡有太多的正迴饋或負迴饋機制,「負負得正、正負得負」
的例子太多了。隨著科學家的研究解密,已經有相當多的
藥物針對不同的免疫脫逃點做為標靶。有許多令人振奮的
消息,例如:透過去除負面與加強正面的兩種方法,逃避
的免疫可以重建,潰散的免疫可以再召集起來,在許多癌
症上均有良好的治療效果。因此如何逆轉勝,相信會是未
來最有潛力的治療方法。

part 3 最夯的免疫節點（檢查點）抗體

HEALTH：2018諾貝爾獎再一次花落於發現最火紅的免疫節點路徑CTLA-4與PD-1的James P. Allison與本庶佑兩位教授。由於兩位巨擘的貢獻，免疫節點抗體橫空出世，大大掀起一場癌症治療革命。目前在市面上銷售的幾種藥物，於黑色素瘤、肺癌、頭頸癌、肝癌、膀胱癌、淋巴癌等（幾乎全身上下的癌症）病人身上發現到長期存活的案例。本節介紹近年最夯的免疫節點抗體藥物機轉。

免疫檢查點（immune checkpoint）是促進或抑制T細胞活化的輔助分子，是調節免疫系統自身耐受的重要調節者，可以避免免疫系統不分敵我的攻擊行爲。由於抑制型免疫檢查點的抑制型抗體，等於間接的增強免疫能力，可用於多種類型的癌症，近來被大量做爲癌症治療的主流。美國FDA目前已核准的免疫檢查點抑制阻斷劑有CTL4,

PD-1，及PD-L1的抗體，前二者的發現人分別在數年前
（2014）得到唐獎及今年（2018）的諾貝爾獎，可見其劃
時代性的貢獻。

免疫檢查點分子可分爲刺激性及抑制性。CTLA-4 和
PD-1屬於抑制性檢查點分子。表現在樹狀細胞（DC）以
及 Treg 細胞上的CTLA-4 能控制T細胞的增生，在觸發期
（priming phase）的階段減少T細胞對一些專一性低的抗原
如自體抗原產生免疫反應。特異性T細胞活化至少需要與
TCR-抗原-MHC作具體的結合，以及共同刺激分子CD28
要與CD80或CD86結合；因爲CTLA-4與CD80、CD86的
親和力較強，所以可以遮蔽掉他們與CD28的結合，如此
不只抑制了T細胞活化，也讓CD28共同刺激T細胞的作
用消失。利用anti-CTLA-4抗體抑制CTLA-4等於間接增加
T細胞CD28被活化的機會，增加T細胞在腫瘤處的累積。

CTLA-4的作用是爲了免疫恆定，在觸發期將免疫反
應弱的T細胞抑制掉以減少自體免疫；但PD-1 是在T細胞
活化進入作用期（effector phase）後表現量才上升，並與
表現在周邊細胞上的受體PD-L1或PD-L2結合，以降低
T細胞的活化反應，避免T細胞的過度活化造成周邊細胞
被自體免疫破壞。這個機制被腫瘤綁架來避免被T細胞清

除。研究顯示PD-1會表現在腫瘤環境內的T細胞及腫瘤細胞（像是黑色素瘤或者食道腺癌），其配體PD-L1及PD-L2則主要表現在腫瘤細胞及各種抗原呈現細胞。阻止PD-1與PD-L1/PD-L2的交互作用在臨床上已證實是很有效果的。

其實，T細胞PD-1表現是代表這個T細胞已被有效率的活化起來的證據，通常有新的抗原被認知。但就像免疫的陰與陽一樣，沒有PD-1的T細胞沒有用，但過多的PD-1就是T細胞已活化到「疲憊」的狀態，用PD-1的抗體能讓他再度年輕化，具備攻擊力。**事實上，抗PD-1抗體的主要功能是活化CD28，直接活化CD28很危險，透過抗體間接的活化CD28才安全**。臨床上一用PD-1就有效，所代表的意義是病患本身的腫瘤在過去的歲月裡其實已經發展出了能認知腫瘤的特異性T細胞了，只是慢性的抗原刺激讓他「累了」，或有一些微環境免疫抑制的機轉讓他暫時失效。所以，愈是曾經發炎過、病毒相關的癌、曾經被放射過、三陰性乳癌，吸菸或致癌物引起的「外因癌」較容易發展出特異的T細胞。「內因」的癌如帶驅動標靶的肺癌，帶荷爾蒙靶的乳癌、攝護腺癌，一開始不容易有特異性的T細胞，PD-1抗體就不容易直接有效，治療有效的病人，帶著PD-1的T細胞會由邊緣浸潤到腫瘤內部，

也分泌干擾素讓腫瘤產生更多PD-L1。PD-L1其實在腫瘤上表現的目的是促進腫瘤生長，會增加控制腫瘤代謝的mTOR表現，PD-L1抗體會降低腫瘤使用糖解作用，間接的也幫助了T細胞容易使用糖解作用（T細胞將更有效）。另外抗PD-L1的主要作用點為周邊的淋巴系統，尤其是抗原呈現細胞，而並非腫瘤本身為主作用點，用了PD-L1抗體，會增加源源不絕的有效T細胞到腫瘤區去抗敵。

　　利用抗體阻斷這些抑制受體的癌症治療方式的副作用不免就是會產生各種自體免疫抗反應。臨床研究顯示單用抗CTLA-4抗體或者抗PD-L1抗體以及兩者並用所產生副作用的比例分別是27.3%、16.3%以及55%。自從2011年核准CTLA-4抗體以來，目前美國食品藥物管理局核准的免疫檢查點抑制劑包括ipilimumab（CTLA-4抑制劑），nivolumab及pembrolizumab（PD-1抑制劑），avelumab及atezolizumab（PD-L1抑制劑）。某種藥已超過十個適應症。產生自體免疫症狀者通常比較容易見效，臨床顯示PD-1抗體能讓許多種癌病有效的延長生命，不僅用於一線轉移癌，甚至已用於預防復發。但是仍約有60~70%患者對於治療沒有反應且病程繼續進展，稱為初級抗性（primary resistance），或是本來對於PD-1抑制劑有反應

的患者，也有部分後來轉變成對治療沒有反應的狀況，稱爲後天抗性（acquired resistance），其中一種原因可能是腫瘤失去對於干擾素（IFN-γ）的反應，或是微環境的影響，如何提高療效正是現今腫瘤界最夯的研究題目。比較可怕的是約10%的病人，不僅無效，卻反而長得更快，另外也約有4%的病人，可能一開始看似無效，再用藥下去又會顯現出療效。

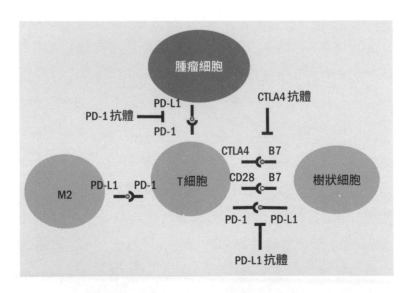

▲圖3-3　免疫檢查點抗體機制圖。各種免疫細胞分別有其免疫抑制的接受體，一旦與其配體結合會產生免疫煞車作用。PD-1、CTLA4及PD-L1抗體能阻斷配體與接受體的結合。

正文：

part 4　**全面了解八種細胞醫療**

HEALTH：台灣衛生福利部於 2018 年 9 月 6 日發布特管法，有條件開放免疫細胞療法。本節將簡介癌症細胞醫療常見的八種方法。他們包括：細胞素活化殺手細胞療法、自然殺手細胞療法、自然殺手 T 細胞、樹枝狀細胞療法、腫瘤浸潤細胞療法、特異性 $\alpha\beta$ T 細胞療法、嵌合抗原受體 T 細胞療法與 $\gamma\delta$ T 細胞療法。

「自體免疫細胞療法」顧名思義就是將體內的免疫細胞取出，經由體外優化的環境培養出具有能力並且足量的細胞軍團，再回輸到自體內進行癌症細胞的清除。現行已有多種細胞醫療技術，以下就一一介紹給大家。

(1) LAK 細胞療法（Lymphokine-activated killer cell）：LAK 細胞療法是最早開始發展的細胞療法，1986 年由美國國家衛生研究院主導執行，操作方法為抽取病人體內淋巴球後，體外加入細胞激素 - 介白素 2 來進行培養與擴

增，當細胞數目達到一定程度後，再將細胞回輸病人體內。LAK細胞內組成大部分是非特異性的T細胞與自然殺手細胞，試驗初期發現，大部分病人的病情多少有達到控制的效果，但卻伴隨著較大的副作用，後續進行大規模的臨床試驗，發現療效並不如預期理想，因此之後開始發展其他改進技術的細胞療法。

(2)**自然殺手細胞療法**（Natural killer cells, NK）：NK細胞在體內主要是負責清除病毒感染或是癌變初期的細胞，因此NK細胞可以不需要其他免疫細胞的協助，即可辨識正常細胞經過變異後產生的細胞表面分子，進而執行毒殺作用。NK細胞療法是分離出病人血液中之NK細胞後，再以介白素-2活化並擴增後使用。此療法的特點是提高NK細胞的純度比例，將LAK中無用的細胞剔除，可以增加NK細胞清除腫瘤的效率。同時，NK細胞療法有許多不同的優化技術，例如使用基因轉殖方法產生CAR-NK細胞，帶上飛彈導向功能，亦可得到辨識腫瘤特異性抗原的能力。

(3)**自然殺手T細胞**（ Natural killer T cells, NKT）：NKT細胞約佔淋巴球中的1%左右，主要辨識的標靶為非典型醣脂質。NKT細胞同時具有NK與T細胞之表型，也

同時具有毒殺與分泌細胞激素的作用。NKT細胞療法主要是因爲研究人員發現 α-半乳糖醯基鞘氨醇（ αGalCer）爲NKT特有之抗原，當添加於體外培養時，可以有效地增殖並活化NKT細胞，進而應用於腫瘤治療上，非特異性療法預防復發比較有效。

⑷**樹枝狀細胞療法**（Dendritic cells, DC）：DC細胞具有吞噬並呈現抗原的能力，主要功能在於呈現抗原後，可以教育出辨識各種抗原的活性T與B細胞。有別於以上介紹的T/NK細胞療法，是直接派遣具毒殺能力細胞直接過去清除腫瘤，DC療法是將血液中單核球分離出並分化爲DC後，將腫瘤細胞碎片或是人工合成之腫瘤特異性抗原與DC一起共同培養，這些DC即可成熟分化爲可呈現腫瘤抗原的教官，再將這群DC打到皮下或淋巴內，於體內教導活化各種辨識腫瘤抗原的T細胞，達到消滅腫瘤的目的。有一家已解散重整的生技公司生產一種商品名爲「Provenge」的細胞醫療也算是一種樹狀細胞療法，雖然並未特別先分離出未成熟的樹狀細胞來培養。

⑸**腫瘤浸潤細胞療法**（Tumor-infiltrated lymphocyte, TIL）：腫瘤發生後，有許多免疫細胞會被吸引到腫瘤處試著要清除掉這些不正常細胞，TIL療法就是由外科手術

取得腫瘤，分離出其中已具辨識能力的CD8+T細胞，以體外培養方式大量擴增細胞再回輸體內。由於TIL通常已具有辨識腫瘤的能力，因此臨床試驗中大量回輸TIL可以看到控制腫瘤生長的效果。但由於TIL的分離步驟較為困難，需要手術新鮮檢體，檢體內細胞組成複雜，必須經過更多分析步驟來確認培養後之TIL是否適合病人回輸，因此執行上有一定的困難度。

(6)**特異性 $\alpha\beta$ T細胞療法**：$\alpha\beta$ T細胞佔體內淋巴球比例最多，它們的活化需要樹突狀細胞加上抗原的教育與幫忙才能產生辨識特異性抗原的能力，習得抗原辨識能力後即具有高超的工作效率，可以有效清除表現特異性抗原的不正常細胞，並且可以產生記憶性，持續地保存在人體內，因此可以有效預防特定腫瘤的復發。這種特性是後天型免疫細胞才有，無法被先天型免疫細胞所取代，也因此現行免疫細胞療法有許多都著重於改善並增進 $\alpha\beta$ T細胞的功能。$\alpha\beta$ T細胞的操作方法是以介白素-2與抗CD3抗體刺激活化血液中之 $\alpha\beta$ T細胞，由於此方法活化之 $\alpha\beta$ T細胞尚未被教育過，無法辨識腫瘤標靶，因此必須使用一些工具協助T細胞，例如雙頭特異性抗體，一端抗CD3可接合到 $\alpha\beta$ T細胞上，另一端抗腫瘤特異性抗原，如此

即可驅使活化之 $\alpha\beta$ T細胞去攻擊並清除特定腫瘤細胞。另外,使用基因轉殖技術使 $\alpha\beta$ T細胞表現特定抗原之接受器也可達到同樣的效果,例如嵌合抗原受體 T 細胞療法（chimeric antigen receptor T cells, CAR-T）。

(7) 嵌合抗原受體 T 細胞療法（CAR-T）：CAR-T療法是以基因工程方式讓T細胞表面表現具有辨識腫瘤特異性抗原的嵌合抗體。此療法的優勢在於嵌合抗體是由人工合成,因此可以依據不同的腫瘤特異性進行靶向的設計。不過,有效率的CAR-T回輸體內後就像是雙面刃,當挑選的腫瘤特異性抗原同時也少量表現於正常細胞上時,CAR-T同樣也會攻擊正常細胞,對於有些病人則會造成嚴重的副作用,針對回輸CAR-T的安全性,必須要審慎評估。目前,此療法在臨床上針對白血病的病患有很好的效果,由於在白血病患身上產生之副作用有完善對應的療法,因此於2017年已有數個公司有治療白血病相關的CAR-T產品上市。

(8) $\gamma\delta$ T細胞療法：人體淋巴球中有大約1~5% T細胞表達 $\gamma\delta$ T細胞受體而不是常見的 $\alpha\beta$ T細胞受體,其辨識的標靶為磷脂質相關抗原,通常表現於細菌感染或是特殊代謝路徑異常之腫瘤細胞上。$\gamma\delta$ T細胞就像NK

細胞一樣可以不經過其他免疫細胞幫忙即可直接毒殺異常細胞，另外，最近許多研究指出，γδT細胞也具有後天型免疫反應的功能。因此，γδT細胞在免疫細胞療法中的潛力令人期待。γδT細胞療法的操作培養方法單純，細胞擴增效率良好，臨床試驗的效果顯示，利用γδT細胞療法在許多種癌症病人（骨髓癌、晚期腎臟癌、晚期前列腺癌等）中部份患者為病情穩定，部份為病情緩解，並且確認使用上安全性無虞，鮮少產生免疫治療的副作用。γδT細胞具有某些免疫抑制的副作用，直接治療癌症仍差一步。因此配合增進γδT細胞療效的方法尤其是搭配熱治療，在未來的應用非常重要。

除了以上的細胞療法外，尚有許多種具清除腫瘤潛力的免疫細胞正在進行相關的研究，未來的發展不外乎增加細胞療法之療效與安全性，希望能夠藉由合併其他治療或是基因修飾來達到兩者間的平衡。

▲想進一步了解細胞醫療及熱治療可以點閱QRcode資訊

part 5　**發炎與抗氧化**

> HEALTH：各種疾病的發生，包括癌症，高血壓，糖
> 尿病等，都是在自由基傷害與發炎反應不斷累積之下
> 造成的。發炎是爲了組織修復，而修復又與細胞增
> 生、組織移動、血管生長息息相關（跟癌症很像）。
> 癌也被稱爲「不癒的傷口」，這是由於持續不斷地發
> 炎，不斷糖解作用交互作用。癌症治療上，若配合一
> 些抗發炎或是改善粒線體功能的藥物，都能夠增加
> 療效！

　　活性氧（reactive oxygen species; ROS）如羥基
（OH•），過氧自由基（ROO•）和超氧陰離子（O2•）不斷
於細胞中代謝反應產生，自由基細胞中的兩個主要來源，
一是由粒線體電子傳遞鏈在傳送電子的過程中滲漏產生，
另外是由細胞膜上的NADPH氧化酶產生的，自由基不全
然都是壞的，他是細胞訊息傳遞或控制非常重要的媒介。

但過與不及（不平衡）總是不行的。因此哺乳動物細胞內正常生理組成有許多抗氧化物質，如蛋白質（超氧化物岐化酶、穀胱甘肽過氧化物酶等）、尿酸、肌酐、多胺、視黃醇等，以及膳食抗氧化劑如抗壞血酸、生育酚和類胡蘿蔔素等等，能避免活性氧（ROS）傷害細胞膜、脂蛋白以及去氧核醣核酸。**幾乎所有的病，包括動脈粥狀硬化、癌症、炎症、關節炎和衰老的退行性變化都跟活性氧誘導和自由基的氧化與傷害各種病理的最終發生原因有關。**

炎症是哺乳動物組織一種局部的反應，對應於各種有害因素包括寄生蟲、致病性微生物、有毒化學物質和物理性組織損傷。發炎反應分為急性和慢性，急性發炎是一個短暫的過程，持續數分鐘至數天，主要特徵是血漿蛋白質或液體的滲漏和白血球進入血管外區域，藉由細胞或血漿產生的化學因子，導致炎症的典型症狀，如：腫脹、發紅、疼痛、發熱和功能喪失。急性炎症反應包括增強血流到發炎區域，血管舒張和血管通透性增加，血漿從微循環中洩漏，吞噬白血球遷移到周圍組織。急性是好事，慢性就不是好事了。

炎症期間第一個改變是血管流動的變化和小血管口徑的改變，內皮細胞逐漸改變促進微血管的血管通透性，導

致體液滲漏到血管外區域；血管腔中流體體積的減少改變血液黏稠度並降低流速，使得白血球得以黏附在內皮細胞然後穿過血管壁進到細胞間質到達受損區域。

大部分研究顯示活化的中性球（多核球）、嗜酸性球、單核球及巨噬細胞在炎症部位會產生活性氧及溶酶體水解酶，在炎症部位產生超氧陰離子自由基。活性氧代謝物可直接作用於膜脂，並增強膜的流動性和滲透性。H_2O_2 導致 ATP 的量急劇下降，誘導線粒體腫脹和膜損傷，並導致 DNA 鏈斷裂。

在炎症反應期間，吞噬細胞分泌多種酵素（組織蛋白酶 G cathepsin G、彈性蛋白酶 elastase、膠原酶 collagenase 和明膠酶 gelatinase）。這些酶可以分解細胞外基質蛋白，並導致炎症過程的擴增。氧活性自由基還可以通過增加趨化性和血管通透性蛋白吸引更多的巨噬細胞或白細胞到發炎部位。炎症也會產生熱，此為內生源熱。內生源熱代表正在產生很強的免疫刺激，與由體外給熱、泡溫泉完全概念不同，外在給熱不會引起發炎反應，也沒有太大效果。外在熱只能幫助內生熱的發展，所以治療癌病要以透過局部產生發炎的反應為主，「熱」只是輔助工具。電熱治療給熱比較會激發免疫反應，一般熱療給熱，只是幫助免疫反應。

發炎反應表面上看似「增加」免疫力，「殺死」非我族類，但事實上，發炎的目的是為了修復，修復的機轉與癌化很像，都有細胞增生、組織移動、血管生長等機制。所以放任發炎是「促癌」，癌也被稱為「不癒的傷口」。癌之所以不癒，就是因為持續不斷的發炎，持續不斷的糖解作用。假如能用上抗發炎加上粒線體功能改善的藥，傷口的復原就會加快，癌症的治療成功率會因為抗發炎及粒線體功能改善而增加。針對粒線體而發展的抗氧化劑目前

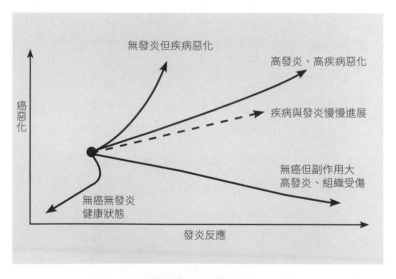

▲ 圖3-4　癌症惡化與發炎惡化可能同步走壞（右上角），同步走低（左下角），但也可能不同步（正上方與右下角）。

正積極發展中。Omega-3魚油、蘿蔔硫素、薑黃、白藜蘆醇、有機硒及許多種常用的抗發炎及抗氧化劑會改善癌病治療的效果，原因也在於此。

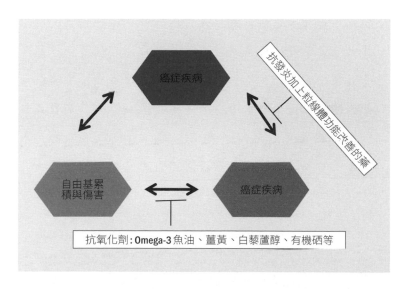

▲ 圖3-5　各式疾病的產生（當然包括癌症），就是在自由基傷害與發炎反應不斷累積之下造成的。若平常就有補充抗氧化劑或是使用一些抗發炎藥物，往往會有加乘的效果喔！

part 6　免疫的陰與陽

HEALTH：抑癌、促癌；發炎、抗發炎；氧化、抗氧化；缺氧、好氧，這些與免疫系統相關卻也彼此對立的詞彙，造成了奇妙的平衡。這也是免疫治療的基礎。治療引發細胞死亡，增加了免疫發炎；發炎太嚴重，就要有抑制發炎的力量保持平衡。免疫細胞家族成員複雜，功能各異，具備明顯「陰陽」的特性。唯有維持免疫的動態平衡才是讓整體治療更有效果的方法。

陰陽學說是中國古老的哲學理論，被用來說明概括萬事萬物相互對立的兩個方面。陰陽相互協調而維持機體相對的平衡性，是人體生理機能的基礎。細胞裡充滿了陰陽相生相剋的循環，而又彼此環環相扣，比如癌細胞糖解作用高，粒線體功能就會較低；癌細胞外酸度高，癌細胞內的酸度就低；自噬細胞功能高，溶解體功能會較低；各種細胞有死亡就一定會造成大量的巨噬細胞進來清除；治療引

起各種死亡細胞，就可能有免疫反應，也就有發炎反應；
有發炎反應就一定又有免疫抑制的力量來牽制。免疫細胞
具備明顯的陰陽相生相剋的關係，由於其家族成員複雜，
功能各異，更需要一套平衡系統。

　　再進一步舉例：幫助型T細胞（T helper cells, Th）有
分Th1, Th2兩類，Th1細胞主要產生細胞介導的免疫反
應，而Th2細胞主要產生體液性免疫，正常情況下Th1/
Th2處於相對平衡狀態，當一些致病因素發生，打破平
衡，會使占優勢的一方抑制對方的功能，如過敏性鼻炎就
是Th2細胞功能大過Th1細胞所造成。身體體內也有抑制
過度免疫反應的調節型T細胞（Regulatory T cell, Tregs），
平時它可以避免體內不正常的自體發炎反應，但若存在於
腫瘤內就變成會抑制腫瘤免疫反應的抑制型細胞，所以腫
瘤內的免疫環境也有著陰與陽之說。

　　免疫檢查點抑制劑療法能將抑制抗腫瘤免疫細胞的作
用予以解除。當腫瘤的環境是比較偏向發炎反應或浸潤的
免疫細胞較多時，免疫檢查點抑制劑療法就會比較有效，
這種腫瘤稱之為具免疫源性腫瘤，或又稱為熱腫瘤；反之
若無免疫源性的腫瘤（冷腫瘤），其使用免疫療法的效果
不好，同時也不容易治療。冷腫瘤並非無解，若能先把

冷腫瘤變成熱腫瘤，例如利用2011年諾貝爾醫學生理學史坦曼教授所發現的樹突細胞（Dendritic Cells, DC）做成疫苗，可讓抗腫瘤T細胞活化並改善腫瘤微環境，可以將沒有T細胞浸潤的冷腫瘤轉變為有大量T細胞浸潤的熱腫瘤，突破免疫檢查點抑制法的瓶頸，而史坦曼博士也曾利用自體樹突細胞來對抗自己的胰臟癌。**電熱療也有這種功效，能將冷腫瘤轉變為熱腫瘤。**

然而腫瘤內扮演陰與陽的免疫細胞不只調節型T細胞，巨噬細胞（Macrophage）也有著陰陽平衡的方式。巨噬細胞是一種免疫細胞，會受當時微環境的細胞激素或訊號活化分成M1及M2兩大類，M1主要任務是快速將入侵體內的病原體吞噬並分解，產生促發炎反應的細胞激素且刺激活化其它類型的免疫細胞；M2主要作用在抗發炎或抑制免疫系統，參與傷口癒合、組織修補、血管生成及改變基質環境，這兩種行為都是身體正常過程所必需的，然而他們的不平衡也有可能會促癌症發生。

腫瘤中存在的巨噬細胞稱之為癌因巨噬細胞（Tumor associated macrophage, TAM），當腫瘤形成的早期主要是M1腫瘤相關巨噬細胞浸潤為主，會分泌促發炎細胞激素進而抑制腫瘤生長，而有些癌症被發現是因M1不適當地

促慢性發炎反應，並產生導致DNA損傷的物質導致腫瘤發展；相反的，若無法抑制腫瘤生長，會讓腫瘤內的M1逐漸轉變爲M2，雖然目前機制尚未十分清楚，可能與腫瘤微環境的訊號有關，M2會分泌大量的抗發炎反應細胞激素來抑制T細胞活化，及改變基質環境而利於腫瘤生長。很多研究指出腫瘤內M2的高表現量皆與不好的預後相關，故使M2腫瘤相關巨噬細胞轉變爲M1腫瘤相關巨噬細胞來改變不好的腫瘤微環境，再配免疫檢查點抑制劑、化療或標靶藥物來治療癌症是許多科學家目前在研究的方向。

在2015年研究中發現，在對Her2/neu抗體治療具抗性的乳癌小鼠中，於腫瘤內注射介白素21（IL-21）能使M2轉變爲M1，恢復對Her2/neu抗體治療的有效性；或是不同劑量的放射治療會改變M1/M2的分化，中等劑量的放射治療（約1-10格雷）可使腫瘤浸潤巨噬細胞向M1分化，過高或過低都會偏向活化M2，主要是因爲放射照射會活化不同亞型的NF-κB聚體，不同亞型的活化會導致巨噬細胞走向M1或M2。另外，在許多將M2轉變爲M1的文章與方法中，在動物實驗都能證明有效，但在人體上我們一定要了解，一味的增加M1必定伴隨發炎反應過

高，所以促進M1以及促進M2的藥物應該不同比例的在不同時期的微環境下使用，使得M1／M2維持平衡，使腫瘤成為一種可控制性的慢性病。

必需透過免疫動態平衡，過與不及都會危害宿主，唯有取得體內免疫的動態平衡才是讓個體健康的狀態。

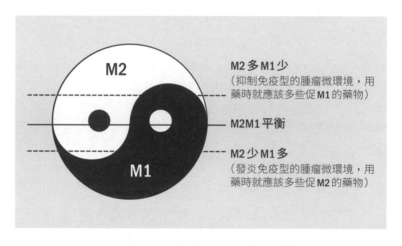

M2多M1少
（抑制免疫型的腫瘤微環境，用藥時就應該多些促M1的藥物）

M2M1平衡

M2少M1多
（發炎免疫型的腫瘤微環境，用藥時就應該多些促M2的藥物）

▲ 圖3-6　陰陽的觀念不僅用於理解免疫細胞間的恆定，更可應用於治療策略，對於不同的腫瘤微環境，應有不同的藥物對應比例。

**part 7　傳統治療是免疫治療的
一部分**

> HEALTH ：癌症治療觀念上應該一切以是否能提升免疫
> 系統的自癒能力為最終目的。自癒免疫力的產生是千金
> 不換的！在手術前短暫的同步放射化療，再去開刀，激
> 發出免疫力，像「原位疫苗」的觀念，能提高治療成功
> 機會。或許，該轉個方向思考，使用傳統的放射治療與
> 熱療作為提升且重建免疫力的絕佳利器。

　　還記得30年前在美國進修時，曾經問過指導教授一
個問題。為何化學治療正常劑量打五次的效果，卻比不上
局部放射治療加低劑量化學治療打兩次對轉移癌的控制力
呢？當時的指導教授一時似乎也無法回答，只說臨床試驗
的結果就是比較好。那時心中就認為這一定是免疫力造成
的結果，只是苦於當下沒有相映的研究方法較無法證明這
個想法。2007年在《自然》雜誌上的一篇文章指出，給予
小鼠致癌物200天後，留下尚未罹癌小鼠，再給藥物去除

後天免疫力的各種抗體，這些失去免疫力保護的小鼠就馬上罹癌了。文章推論，一開始免於腫瘤生長是因為「免疫平衡」，當「免疫逃脫」的腫瘤出現，腫瘤就快速生長。這樣的結果也證實了免疫在癌症預防上的角色。至於免疫在癌症治療上的角色，同樣，在2007年自然醫學期刊上另篇研究指出，給予腫瘤內注射化療藥時，同步破壞小鼠的免疫力的話，有效的化療藥治療就會失去效果。類似的結果，也能在放射治療時觀察到。因此免疫力也是治療成敗的關鍵。

免疫力要盡量在手術前得到，我主張手術前短暫的放射化療，再去開刀。因為有足夠的證據顯示，同步放射化療激發產生的免疫力最明顯，趁著腫瘤尚未開刀，把握「原位疫苗」的機會，否則開掉了就沒機會做「原位疫苗」法了。所謂原位疫苗法，數次的同步放射化療即可能達成，如同直腸癌已是例行性的作法，若能再加上電熱療是我們建議的方法。如果能再加上局部腫瘤注射些免疫增強劑，效果應更好。治療要造成「免疫性死亡」，大概單次5Gy左右的照射，或是腫瘤內注射化療產生的效果最好，各種治療皆宜加上電熱療，由於電熱治療會引發出危險因子向細胞外釋出，因此引起的免疫反應較強。

　　然而，也有些病人會問，如果完全只用免疫治療不加傳統的手術、化療或放射治療行不行？通常答案也是不行，因為現今的證據顯示，免疫治療造成的長期控制也不到20%；大部分的一二三期病患僅用傳統的治療法也不只有50%以上的效果。所以對於非第四期癌，免疫治療最多只能為輔助性治療，不能作為主要治療。過大的腫瘤存在身上本身就會抑制免疫力，造成免疫系統失效，傳統癌症治療還是目前最有效能消除大多數腫瘤的方式。三期肺癌，未放射者（以手術治療），加上維持性化療（連續打化療約一年），有報告證實可延命；但接受過標準放射化療者，再加上維持性化療，是沒多大用處的，若加上維持性標靶藥也不一定有確切的結論，但放射化療後加上維持性免疫治療如PD-L1抗體卻有延命作用。這間接證明，簡單的同步放射化療後很可能產生某種程度的特異性T細胞，讓以後的免疫節點抗體更有效；但繼續使用維持性化療並不會讓二個月內的放射治療既得的免疫力加分，而且病患總共所需要的化療次數與強度當然也最少了。免疫治療（打免疫結點抗體）再去開刀，也是理論上很合理的作法，在肺癌、膀胱癌已有不錯的經驗。

　　總結來說，現在的癌症治療觀念上應該一切以是否能

提升免疫系統的自癒能力為最終目的。傳統的癌症治療應該視為幫免疫系統清除障礙，並重建免疫力的武器。如果在執行傳統治療時，完全不考慮免疫力的激活，而一味的只為消除眼前腫瘤的話，這樣的方式是過去30多年的傳統思維。但醫學是講求臨床試驗證據的，免疫治療用在輔助性療法的真正效果還要等很多年才會有答案。目前僅有三期肺癌及黑色素瘤輔助性的免疫檢查點抗體有其延命之角色。

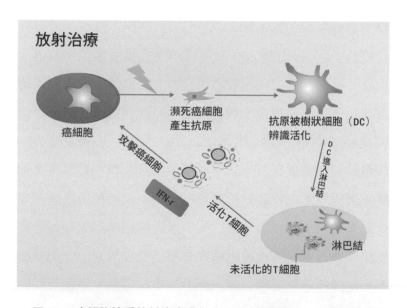

▲ 圖3-7　癌細胞接受放射治療或化療（白金類藥物），瀕死的腫瘤細胞抗原被抗原呈現細胞（樹狀細胞，巨噬細胞）辨識而活化。接著，在淋巴結活化T細胞或干擾素等物質，對癌細胞攻擊。

part 8　**免疫檢查點抗體使用的
私房心法**

> HEALTH：現在免疫節點治療雖然很迷人，但治療成
> 功率卻只有二到三成左右。轉移的病人，沒有標準治
> 療。我們主張在使用免疫治療藥物期間，若能在病灶
> 處進行放療加上熱療等局部治療激發基礎免疫能力，
> 再配合代謝療法，以達到最大的效果。

局部給予的重要性

　　自20世紀初，Coley 毒素（含幾種菌的培養液）直接
腫瘤內注射，雖然目前認為不合法，但傳奇性的是，很少
有別的免疫療法能超越它的效果。所以，局部注射以及含
有細菌可能是 Coley 免疫治療成功的重要關鍵。自1980年
代，細胞素、干擾素等陸續問世，免疫走向全身性給予
的時代，尤其是直接增強 T 細胞的抗體，其在動物實驗上
雖然有極好的效果，但多因臨床上副作用過大而告終（如

CD40、CD28抗體）。這些藥只剩下局部腫瘤直接注射一條路了，但如此卻反而更合理。自從免疫檢查點抗體問世後，大家發現抑制抑制點比起直接刺激增強點副作用小很多。所以，局部腫瘤注射各種能直接增強免疫力的藥劑與全身給予抑制抑制性免疫力的抗體是一個將來很可能有效的方法。

我們團隊的私房局部免疫治療見解，主張以放療加上熱療在局部先激發出基礎免疫力，再想辦法局部注射免疫增強劑，配合低劑量的全身注射兩種免疫檢查點抗體。我們並不太贊成高劑量的化療加上免疫檢查點一起用，如果必須一起用，化療劑量不要太高。因為在2016年研究刊登在《Science Translation Medicine》的一個研究報告指出，局部的化療與PD-1抗體在老鼠腦癌模式有增加存活期的好處，但全身化療加上PD-1抗體並無，原因是全身化療損傷Tcm（記憶型T細胞）的形成，目前臨床試驗的主流意見仍是合併全身化療與PD-1抗體。本團隊個人的觀點仍然須進一步證實。比較為大家接受的觀點是放療與免疫抗體是最佳拍檔，不僅曾經照射過的病患比較容易見效，不容易發生快速生長的反效果，也能藉由放射引發「隔山打牛」（Abscopal）效應。我們團隊偏好多靶點的

放療，或是合併「超低劑量」大範圍的照射以激發出免疫反應。

代謝的重要性

免疫檢查點的治療，顯然已經改變了整個癌病治療的策略。但僅有部分的病人受惠，有什麼另外的方法能夠喚醒 T 細胞，也能與檢查點抗體併用？這終究要由代謝來下手。

我們已經說明過，免疫細胞不僅在最終端最前端 Teff 層次要有戰力的兵源，更重要的是 Tcm 記憶型的 T 細胞能源源不斷的再供應兵源。Tcm 與 Teff 的代謝改變有非常重要的角色。Teff 與糖解作用更相關，所以抑制糖解就會讓 T 細胞向記憶型傾斜，有較長期的效果，降低糖解也會降低 Treg 向腫瘤的移動。當氧氣充足時，HIF-1α 蛋白降解，糖解作用也下降。此時，要達到長期有效，脂肪酸代謝與粒線體本身必需加強。缺氧時易增加葡萄糖運輸效率，缺氧的細胞容易分化為 Th17 型 T 細胞，所以改善缺氧，再增加粒線體代謝為重要的增加免疫力方法。因為只要腫瘤的糖解被削弱，Teff 細胞的糖解所需的葡萄糖就不缺了，重點反而是 T 細胞的粒線體功能要加強。有報告指

出，PD-1的表現會削弱T細胞的粒線體功能，使之老化，而PD-1抗體抑制PD-1，會使之年輕化。所以增進T細胞的粒線體功能是關鍵。

臨床使用經驗

先用一般的化療放療將腫瘤總體積縮小到最大程度，然後找一個大些的殘留腫瘤，局部注射免疫節點抗體搭配放療再加電熱療，以創造某種「原位的免疫變化」，此時加入CTLA4抗體特別重要，當局部免疫力產生出來了，才考慮全身的PD-1抗體治療，此時維持腫瘤外免疫系統內記憶免疫細胞，能夠源源生長並供應到各腫瘤區內，改善代謝的手段此時就顯得很重要。

PD-1抗體因為藥效持久，相對毒性低，所以特別令人心動。檢體的PD-L1高不一定與PD-1抗體療效有關。簡單判斷花大錢會不會有效的方法：檢驗PD-L1表現較不準，改看腫瘤免疫分數高，腫瘤突變總量高，DNA錯配修復缺陷，更能準確判斷容易有效；病人抽血生清值LDH高，發炎指數CRP高，淋巴球比率低，身體活動狀態ECOG PS >2分，血球中噬依紅球eosinophil<1.5%，血球中性球高以及血小板過高皆是大部分無效的快篩指標。

其他有用治療經驗如下：

(1) Anti-CTLA4 與 Anti-PD1 兩種藥物併用比單用 Anti-PD1 好些，不過劑量要減，如此不減少效果，節省金錢又降低不必要的副作用。

(2) 與血管新生抑制劑 Avastin, Sorafenib, Axitinib 等血管標靶藥物併用，促進 T 細胞進入到腫瘤區。

(3) 電熱療會增強免疫力，與免疫檢查點抗體併用也會有相當的幫助，是我們常用的方法。

(4) 腸道菌是維持正常免疫恆定最重要的器官，維持腸道大量的有益菌對免疫檢查點抗體的治療，應有幫助。

(5) 與低劑量 IL-2 併用，以增加淋巴球數量。

(6) 血小板是分泌免疫抑制細胞素的大本（TGF-β），服用抗血小板藥物如低劑量阿斯匹靈不僅有利無害，有時還小兵立大功。

(7) 與細胞週期阻斷劑併用，能增強 PD1 抗體的效果。

(8) 口服降胃酸藥（氫幫浦阻斷劑）也能降低細胞酸性，高壓氧也能降低酸性。

(9) 降血脂的藥及降血糖的藥會增加粒線體功能，能讓記憶 T 細胞在淋巴內長得更健康。

⑽盡量與放射治療併用，曾經做過放射治療的病人，使用PD-1抗體治療的效果也比較好。

⑾Anti-CTLA4或Anti-PD1皆可能引起腫瘤「更快的生長」，發生率10%~20%，相當惱人。真正的原因不明，但絕對與腫瘤內巨噬細胞（TAM）有關，我們有一種能殺死TAM的方法，併用效果相當不錯。

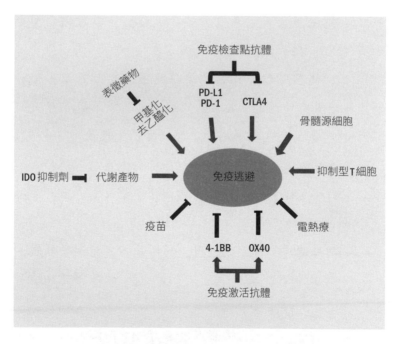

▲ 圖3-8　降低或增強免疫檢查抗體療效的方法。➡為減少療效，■━為增強療效。

⑿ 補充足夠的免疫細胞需要的養分如麩醯胺酸（glutamine）、精胺酸（Arginine），以免腫瘤細胞在微環境內搶去太多養分，會讓需要養分的淋巴細胞補給不足。

⒀ 維持略低的甲狀腺功能（低標或略低於正常值），有助於腫瘤控制。

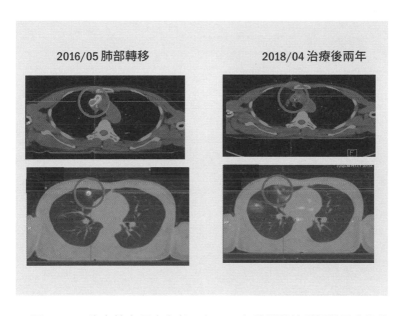

▲ 圖3-9　35歲女性鼻咽癌患者，在2015年診斷並接受標準同步化放療治療，原發腫瘤完全消失。一年後，產生肺轉移（圈起來處）。因為上一段化療的痛苦，病人選擇使用放射治療肺部轉移點，配合免疫藥物（Yervoy）四次的療程。經過兩年，病人沒有其他病灶出現，且有非常好的生活品質。

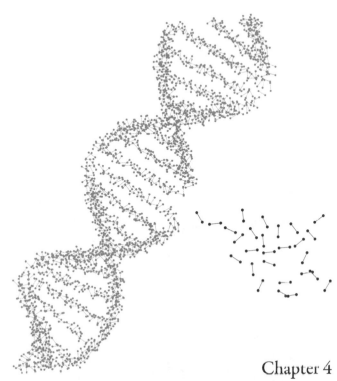

Chapter 4

癌症的熱治療——
自癒力量的一大幫手

　　複雜的生物問題要用簡單的物理方法來解決。局部溫度升高是自癒力量的幫手，吸收電流能量活化細胞膜及粒線體才是自癒力的磐石。

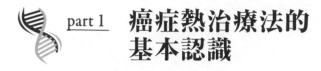

part 1　癌症熱治療法的基本認識

HEALTH：西方醫聖希波克拉底曾說：「給我發燒，我能治療任何疾病。」發燒能啟動身體特殊防衛機制（例如免疫細胞），釋放各種內生源免疫機制啟動的干擾素，癌症病人做免疫治療常有發燒反應，如果例行性給退燒藥，防止發燒反應，其實存活期反而是降低的，病人有發高燒反應反而代表效果較佳。癌症的熱治療就是希望利用與發燒相似的生理特性，將局部腫瘤加熱至正常體溫以上（39~42℃），以增加癌症治療的效果。熱療能加強化學治療、放射治療、免疫治療與標靶治療的功效。在臨床試驗上可以發現，熱治療除了能增加合併治療的效果之外，也能有效降低疼痛，促進病患的生活品質。

對自然界而言，溫度是決定一切化學反應的基礎。溫度代表分子間的震動，絕對零度（-273℃）表示的是，

沒有任何分子在震動，一切死寂。對人體而言，熱或發燒通常指的是高於正常體溫的狀態。西方醫聖希波克拉底曾說：「給我發燒，我能治療任何疾病。」可見人們幾千年前就觀察到，發燒對於疾病的治療效果。從生理學的角度，體溫是來自於能量的代謝過程和從環境吸收熱量所產生。人體的體溫是維持在一個狹窄的範圍內，通過熱的負荷與適時散熱的平衡過程來維持。而發燒是身體一種全身性對抗各式感染的保護機制，以升高體溫的方式來表現。

　　發燒的狀態下，身體的氧氣消耗上升、代謝速率增加，呼吸和心跳會因此加快。當發燒超過42℃時，蛋白質的氧化與磷酸化會導致許多酵素蛋白質失去功能。肝臟細胞、血管內皮及神經組織對這些反應最為敏感，但其他器官也包含其中。因此當發燒超過42℃時，病人有出現多重器官衰竭的危險。既然有危險，為何又會說發燒是一種保護機制呢？因為，**發燒能啟動身體特殊防衛機制（例如免疫細胞），加速新陳代謝以進行組織修復**。另外，發燒還有一項重要的功能，就是釋放干擾素，而干擾素是各種內生源免疫機制啟動的基礎。癌症病人做免疫治療常有發燒反應，如果例行性給退燒藥，防止發燒反應，其實存活期反而是降低的，病人有發高燒反應反而代表效果較佳。隨

著身體溫度升高，視前核會經神經纖維刺激下丘腦前葉，使全身出汗和皮膚血管舒張，自然地降溫。

全身熱治療易造成反生理狀態，嚴重發炎反應，若溫度高過40℃，且時間稍久，危險性高，不宜鼓勵。一般的熱治療則是著重局部加熱，**希望利用與發燒相似的生理特性，將局部腫瘤加熱至正常體溫以上（39~42℃），以增加癌症治療的效果**。一般而言，在發燒溫度範圍內的熱治療，可以改善腫瘤血流及改善缺氧，增加抗癌藥物的反應，並且阻礙癌細胞的DNA修復能力，改善腫瘤微環境，使病患較易誘發自身免疫力，以打擊癌細胞。經由以上物理的特性，熱療能加強化學治療、放射治療、免疫治療與標靶治療的功效。在臨床試驗上可以發現，熱治療除了能增加合併治療的效果之外，也能有效降低疼痛、促進病患的生活品質。

目前市面上除了發燒溫度範圍的熱治療外，更有作用溫度大於70℃的熱消融與作用溫度介於50～60℃左右的超音波海扶刀，這些比較接近外科手術，著重在局部小型的腫瘤（3公分，最多5公分）消除，不適合較大型腫瘤或大區域的治療，並無免疫調節的作用。低溫的熱治療需合併其他的治療方式。癌症熱治療機種的分類如下：

表4-1 幾種熱治療的比較

溫度	熱治療名稱	適應症	限制	腫瘤大小	侵入性	合併治療
＞70℃	熱消融（射頻）	肝腫瘤神經阻斷	血管旁器官邊緣	＜3公分一次治療	需定位針刺	無
＞50℃	海扶刀（超音波）	子宮肌瘤骨轉移	空氣及骨骼無法穿透超音波影像必須良好	一次治療一個點，累積治療一個體積	需麻醉	無
40℃~44℃	熱治療					
	P廠牌	限腹腔腫瘤	空氣邊緣易過熱	30公分內多次治療	無	需合併治療
	Y廠牌	腦部以下腫瘤皆可	脂肪易過熱	30公分內可多次治療	無	需合併治療
	O廠牌	腦部及全身腫瘤皆可	不講求溫度升高，講求能量吸收	30公分內可多次治療	無	需合併治療
＜40℃	遠紅外線	保養為目的	不易升溫	全身	無	需合併治療

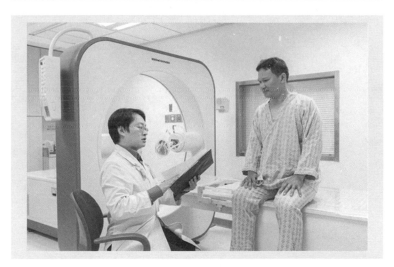

▲圖4-1　患者接受熱治療前，醫師會詳細說明。（圖由新光醫院腫瘤治療科提供）。

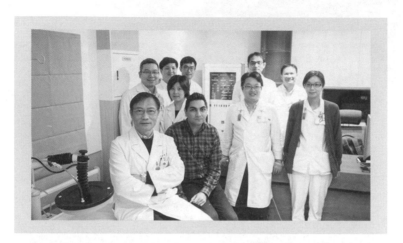

▲圖4-2　新光醫院腫瘤治療團隊。左一為科主任季匡華醫師，即本書作者。

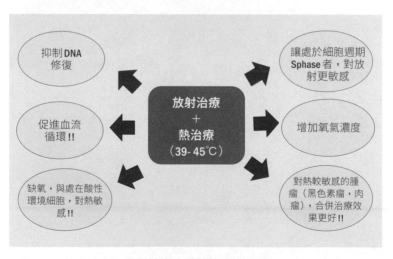

▲圖4-3　熱治療增加放射線治療療效的六種機轉。

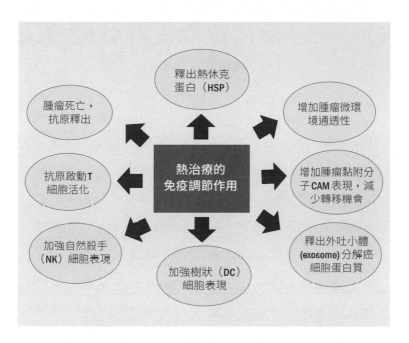

▲圖4-4　熱治療能透過八種機轉增強免疫力。

part 2　熱治療能提升各種療法的療效

HEALTH：熱治療主要可以用來輔助提升各種癌症治療的療效，尤其是放射治療與化學治療，有相當多的臨床實證；此外，熱治療已有基礎試驗佐證能促進抗癌免疫力，因此熱治療搭配新興的免疫治療，也相當值得期待。電熱治療是除了熱之外又加上電能，且不主張溫度太高，產生免疫力的效果更明顯，甚至被稱為免疫治療機。臨床上也有轉移性癌症病例在電熱療治療部分腫瘤後產生遠隔治療效應（abscopal effect），即所謂「隔山打牛」的效果，為誘發自身抗癌免疫力的效果。若加上新興的免疫檢查點抑制劑治療，與電熱療一起雙管齊下，或許為強化抗癌免疫力的絕妙組合。

熱治療是一個歷史悠久的癌症治療策略，早已寫在放射治療相關的教科書中，是屬於放腫學科內的一門學

問，包括臨床放射腫瘤學（Perez & Brady's Principles
and Practice of Radiation Oncology）和輻射生物學
（Radiobiology for the Radiologist，作者Eric J. Hall）。熱
治療主要可以用來輔助提升各種癌症治療的療效，尤其是
放射治療和化學治療，有相當多的臨床實證；此外，熱治
療已有基礎實驗佐證能促進抗癌免疫力，因此熱治療搭配
新興的免疫治療，也相當值得期待。

　　熱治療約41-43℃的溫度可使癌細胞更容易被放療或
化療殺死，稱為所謂的放射增敏或化療增敏效應，例如，
可以用相對低的放射治療劑量來達成相同的治療效果，減
少高劑量放射治療可能引起的副作用。而且，熱治療和放
射治療之間存在著巧妙的互補作用，可謂是絕配，對放射
治療有抗性的情況，剛好對熱治療都比較敏感，例如腫瘤
缺氧、pH值偏酸環境、細胞分裂週期中的晚S期（late S
phase）、營養較不充足或生長較慢的癌細胞，這也是為什
麼熱治療可以加強放射治療效果的另一個原因。由於腫瘤
組織和正常組織在血管結構及微循環存在差別，腫瘤的血
管是不健康的血管，故容易蓄熱，而正常組織的血管較能
正常調節溫度散熱，加熱時腫瘤組織溫度要高於周圍正常
組織3-7℃左右，因此在對腫瘤細胞進行殺滅的同時，對

腫瘤周圍的正常組織影響並不大。熱治療增強化學治療或放射治療的原因主要是DNA雙股斷鏈的修復蛋白在41℃左右就會破壞掉，形成無法修復DNA的腫瘤，自然很容易被放射或化療殺死。

　　傳統熱治療已做了許多年，相當多熱治療配合放療的臨床研究發現，在各種不同的癌症都發現到放療加上熱治療比單做放射治療有較高的腫瘤完全反應率、局部腫瘤控制率和病人存活率。還有一個很重要的第三期隨機分派臨床試驗，發現高風險的局部軟組織肉瘤以熱治療合併化學治療後加上手術和可能的放射治療，可顯著改善局部區域性的腫瘤控制，其結果已發表在重量級期刊。我們也針對骨轉移病人進行了一個隨機分派臨床試驗，發現放療加上熱治療比單做放射治療有更快、更好、更持久的止痛效果，也發表在放射治療頂尖期刊。我們也正評估復發頭頸癌使用低劑量同步化學放射治療合併熱治療的效果和安全性，初步結果相當鼓舞人心，約六成病人腫瘤完全消失，總存活期中位數將近兩年，優於過去文獻上報告的復發頭頸癌的治療結果，相信此一治療策略會為這一群預後不佳的復發頭頸癌病人帶來新的治療契機。我們的經驗是局部的腫瘤，傳統熱治療與放療併用以增加局部控制率為目的。

　　熱治療本身一直以來也被視爲一種免疫治療，原因是熱治療在抗癌免疫循環的多個方面都有其正面作用，包括加強腫瘤抗原呈現、熱休克蛋白作爲危險訊號、強化免疫細胞功能和其在體內的動員，甚至有研究指出，熱治療能促進專一性抗癌免疫力的產生。電熱治療是除了熱之外又加上電能，且不主張溫度太高，產生免疫力的效果更明顯，甚至被稱爲免疫治療機。臨床上也有轉移性癌症病例在電熱治療部分腫瘤後產生遠隔治療效應（abscopal effect），即所謂的「隔山打牛」的效果，爲誘發自身抗癌免疫力的效果，然而實際發生的臨床病例目前並不多，若加上新興的免疫檢查點抑制劑治療，與電熱治療一起雙管齊下，或許爲強化抗癌免疫力的絕妙組合。比方說，第一期膀胱癌刮除完畢會以膀胱灌注化療灌洗數次。若灌洗化療藥品，就配合傳統熱治療，防止復發；若灌「結核菌」（BCG）就配合電熱治療以求免疫之功。所以轉移的癌症，以電熱治療改善腫瘤微環境產生免疫力爲目的。最佳的運用方法在於不同的臨床條件。我們已朝這個方向努力多年，爲了增加局部控制率，以傳統熱療優先，爲了免疫提升以電熱療優先期許能在各種熱治療的配合下，讓癌症治療變得更有效、更輕鬆。

1. 傳統熱治療的SWOT分析

強處（S）	弱點（W）
● 溫度升溫快，功率強。 ● 放射增敏效果明顯而肯定。 ● 也可與化療配合。	● 控溫不當小心組織受傷。 ● 治療中熱刺痛感較強烈。 ● 只追求溫度全面升溫，忽略選擇性。
機會（O）	**威脅（T）**
● 熱治療機加上質子機局部增敏作用直逼重離子機。	● 局限於增加局部控制率。 ● 電熱療機來勢洶洶。

2. 電熱治療的SWOT分析

強處（S）	弱點（W）
● 可與各種療法搭配，包括中醫與細胞療法。 ● 副作用低。	● 發展歷史短，好的臨床試驗不多。 ● 醫界認同感仍然有待加強。
機會（O）	**威脅（T）**
● 免疫治療抬頭。 ● 自癒的觀念抬頭。 ● 臨床試驗進行中的愈來愈多了。 ● 非癌病的治療機會大。	● 教學醫院採購不多。 ● 太多以姑息性為目的的治療。

表4-2　傳統熱療與電熱治療的SWOT分析。

3.如何讓熱治療更普遍？

⑴加強媒體宣傳、病患口碑。

⑵加強醫學會的演講。

⑶多寫文章(醫學文獻)。

⑷分類臨床試驗(尤其是第一、二線之治療，以存活期為目的)。

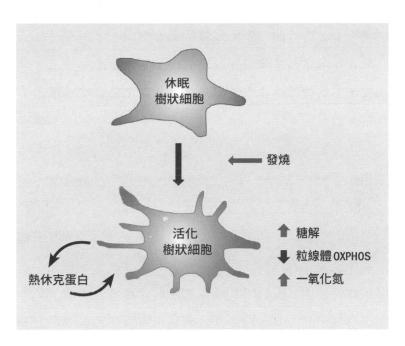

▲圖4-5　熱體克蛋白是活化樹狀細胞的一個關鍵。

<u>part 3</u> **進階版的熱治療**

<u>HEALTH</u>：傳統的熱療機瓦數高，治療範圍內可全面加熱到40~42℃左右，能非常肯定的增加局部控制，但萬一配合的放療或化療無效，提高溫度也有可能因為增加腫瘤代謝速率，增加血流量帶來更多養分，或是41.5℃以上的溫度熱傷了免疫細胞，反而有反效果。奈米電熱療機溫度並不高（＜40℃），但多了電流，電流選擇性的僅作用在癌細胞膜上的特殊位置而非全面加熱。　⊕▬

在此要介紹一個新的熱治療概念與方法，是一個結合熱與電的治療法，其實它說新也不算新，早在1980年代奈米電熱療機安可勝（Oncotherm）就已經在德國上市，目前已經行銷世界超過三百多台機器。每年有超過十萬人次的治療在進行中。只是，台灣和大陸還在起步階段，因此說它是新的概念與方法。

一般而言，傳統熱治療針對腫瘤局部治療的原理有兩

個主要優點（如下圖）：

　　1.**當腫瘤加熱時，在加熱的過程中會增加血流，血流增加、氧氣就增加，氧氣越多，放射治療則越好。**傳統放射線治療的失效有很大一部分就是因為缺氧所造成細胞凋亡（apoptosis）的不敏感，缺氧狀態下即使放射線打斷癌細胞的 DNA，也不容易使癌細胞死亡，熱治療改善缺

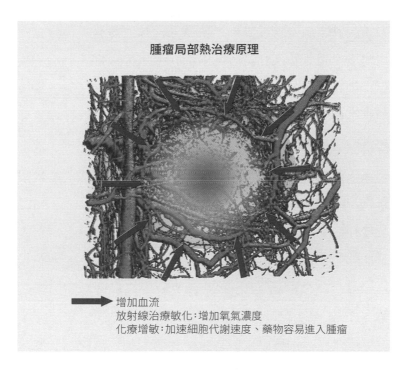

腫瘤局部熱治療原理

→ 增加血流
放射線治療敏化：增加氧氣濃度
化療增敏：加速細胞代謝速度、藥物容易進入腫瘤

▲圖4-6。

氧，抵抗的基因大量下降，放射線治療就會變得更有效。

2.另一個是輔助化學治療的效果，加熱充血使藥物容易進入到腫瘤裡。另外，加熱時，會加速細胞代謝的速率，細胞代謝速率越快，就越怕化療。抑制DNA合成或抑制細胞分裂的化療藥特別適合熱增敏，一直以來，熱治療都被認爲是很有效的化放療輔助治療方法。

但除了這兩個優點外，傳統熱治療也是有可能產生一些壞處。像是當加熱時，使局部充血，血液進入腫瘤，反而提供腫瘤更多養分生長，原本內部血液供應不足，導致腫瘤壞死、餓死或窒息死，此時注入大量血液，使得這些癌細胞又都被救活。此外，當加熱時，組織充血後，癌細胞從組織中被解離出來，隨著血液被帶到身體的其他部位並生長，造成遠端轉移。臨床實驗的局部控制有效，可是整體存活率卻沒有進步，應該就是這個缺點造成，局部大量加熱，使得血液把癌細胞帶走至另一個部位生長。多年臨床熱治療結論爲：(1) 熱能有效的提高局部腫瘤完全緩解。(2) 腫瘤緩解，但存活期並未提升。這代表局部產生的免疫反應並未轉換爲全身的免疫力。很可能過高的溫度（＞41.5℃）其實反而會降低免疫反應。

電熱治療的改良，就是爲了降低上述熱治療的缺點。問題該如何解決呢？首先以傳統熱治療來說，利用純粹電物理的方式，讓深層組織發熱，腫瘤在身體的某一個部位，而健康組織圍繞在周圍，全面加熱不去理會細胞是否爲正常細胞或癌細胞。然而，電熱療不希望這麼做，發明人 Szasz 教授認爲，熱療不能只看溫度，安可勝的設計能將能量聚焦在身體中電阻較低的地方，而快速生長的腫瘤

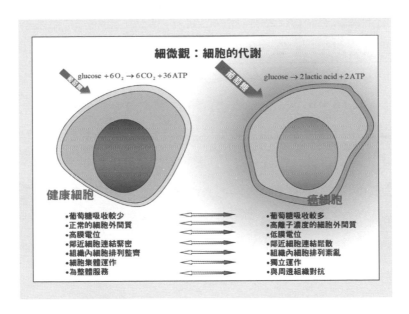

▲ 4-7　癌細胞能因其生物物理特性的不同而被區分出來，進行選擇性加。

就會造成離子濃度上升，使腫瘤組織的電阻下降，造成電阻下降的幾個原因如下圖所示。如此一來，電熱療治療時就能只針對腫瘤的部分加熱，加熱後的溫度與電流剛好在細胞膜上產生微小的熱點，讓電流通過細胞膜，並在細胞膜上產生相當大的刺激形成壓力後，讓細胞能夠自己死亡。依據電熱治療，溫度不是最重要的參數，倘若只看溫度就只會在這些優缺點上打轉，而無法只取優點避免缺點。電熱療提供的熱度大約在40.5℃之內，但給予的電能在細胞膜上能產生殺死腫瘤的高溫（約加了3~4℃），之所以能選擇性的在細胞膜提供額外能量是額外的電能，藉由13.56百萬赫斯的無線電波載入低頻的交流電場，在細胞膜上製造出5V／cm的電位差。電熱療的溫度不會這麼高，對於局部充血的問題會降低許多，利用電位差刺激細胞膜活化，過度活化的細胞由於癌細胞粒線體功能差，且彼此黏結因電流而更緊密，反而會造成死亡。經過一些臨床實驗的觀察，發現結合一些免疫治療可以達到更好的效果。這樣的死亡刺激也許不足以單獨把癌症治好，但卻會引發許多連鎖反應，使免疫細胞浸潤變多，增加治療成功率。

因此簡單來說，電熱療最不一樣的兩大重點如下：

⑴ 可以自己找到腫瘤位置。

⑵ 找到腫瘤利用電流刺激，產生微小熱點以治療腫瘤。

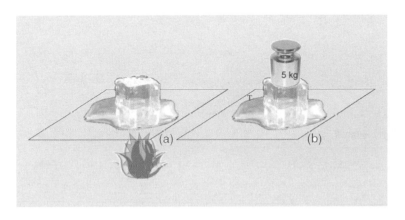

▲ 圖4-8　溫度是表相，冰下用火烤或冰上用重物壓皆會融冰，但溫度都一樣沒變化，能量的吸收才是重點。

part 4　**奈米電熱治療原理**

HEALTH：奈米電熱療機（電熱療機）的電能被細胞上的特殊蛋白吸收，能量轉化效率高，就像是LED燈與傳統鎢絲燈的差別。選擇性加熱的原理是利用癌細胞愛吃葡萄糖，釋出大量乳酸，酸使得電流集中於該區，而癌細胞膜電阻又較低，所以更容易自動集中能量於癌細胞上。

我們能從近期的奈米能源技術應用中學到什麼？

奈米熱治療的概念很簡單：就是將加熱的能量分成許多小點釋放，而不是一次將大量的能量注入同一區域、同時釋放。**奈米熱治療利用腫瘤在體內電阻較低的特性，使能量能選擇性地集中在腫瘤區域，並在癌細胞膜上形成許多小熱點，釋放能量。**這樣的奈米釋放技術，是能源發展中的新思維之一。

著名的例子如傳統汽柴油引擎與氫燃料電池引擎的比較。傳統汽柴油引擎是利用爆炸能量在短時間內釋放出

大量動能驅動活塞運動，但能源效率只有三成左右，大部分的燃燒能量都轉爲與動力無關的熱能消耗掉了。即使近年來各大車廠致力於發展回收廢熱能的渦輪增壓，使引擎效能增加，仍然效果有限。相反的，氫燃料電池引擎是利用、通過膜控制（即燃料電池溶液）單獨促進化學反應形成奈米爆炸，並逐步使用能量作爲奈米反應的總和能量輸出，這樣的設計可將五成五的能量轉化爲動能輸出，大幅增加能源效率。

事實上，生命透過微觀過程「發明」了受控制的能量釋放。預防突然的、類似爆炸的能量釋放，進而推動了後續能量轉換過程。在生物體中，能量在多步驟過程的「階梯」中逐漸釋放，並且這也經由膜的內外層反應來進行，像是神經細胞的信息傳遞與粒線體膜電位的能量產生。

給予的功率及其功效經常不相近。在我們的日常生活中可以找到很好的例子，例如傳統鎢絲燈泡和省電燈泡，兩種燈泡產生的亮度相同，所耗工率卻完全不同。鎢絲燈泡通過高溫燈絲產生光線，加熱環境，效率僅爲10％。省電燈泡的螢光技術更巧妙地增進了發光效能：它使能量釋放選擇性地僅在螢光壁上發光。螢光壁上的螢光顆粒將紫外線經汞激發轉變爲可見光。整個過程的效率可提升

至45％。LED技術甚至更有效，因為沒有使用中間汞等離子體，電子和電子空穴的直接激發產生的光效率超過90％，這樣更有效率的光線，實際上是更高溫度的微爆炸作用，利用更少的能量來加熱環境而不是製造光線：相同的光線，傳統鎢絲燈泡需要60W，省電燈泡只需13W，而LED燈更只需5W，就可達成。

目前關於腫瘤熱療的主流思想是典型的幻想導致失去目標：溫度只是實施過程而非目標的條件。「過程」或「目標」？這個問題與單獨研究溫度有關。在日常生活中混合過程和目標的簡單例子：畢業是我們職業生涯的過程，然而，當有人將畢業證書作為目標，職業生涯的目標就會迷失。將過程與行動混合，會在熱治療應用中產生錯誤的目標：僅增加溫度。最後就會造成只追求溫度卻忽略了真正治療癌症的目標。

如何轉移能量傳遞到腫瘤

最常用的射頻燒灼術（RFA），用一根針插入腫瘤，由針尖發射出較低頻300KHz左右的電磁波，300KHz交電流會在針尖發出高溫，大概能燒灼約3公分左右的有效熱區。如果不是針而是一片銅片放入體內，表面積大很

多，那溫度就不會那麼高，但也是集中能量在銅片附近。
如果不侵入性的要把能量傳入體內，就要藉由高頻無線電
載波（調幅AM）的觀念，以13.56百萬赫茲（MHz）的
電磁波，帶著10~1000KHz的低頻波（VLF）甚低頻波進
入體內，因為數百萬Hz的載波高頻無線電波能穿透體內
5~20公分以上的深度，百萬Hz的波震盪產生的熱能多，
而較低周波的射頻產生的以電流居多，**所以電熱療機是一
個熱療機加上傳導的電能進入體內，電流自然走向身體電
阻最低的地方，就是腫瘤區以及發炎的地方**。純粹的電場
治療為TTF治療儀，因為瓦數很低，電磁波很微弱，所以
要將發射電磁波的小電極帶在身上放上很多天才能有效。
若透過電熱療機，一個小時內就可以將足夠的電場加到癌
細胞上了。

奈米熱治療的生物電磁選擇原理

在傳統熱治療上，加熱集中於整個目標體積的均勻溫
度，而不管其組織組成和其中癌細胞的比例。然而，目標
體積僅具有一部分癌細胞，並且加熱過程對於那些部分的
癌細胞早已足夠，應該要避免加熱到目標體積的其他健康
組織部分。奈米熱治療的概念和工作方式不同，僅選定區

域中的癌細胞進行不均勻的選擇性加熱。在奈米熱治療的情況下，損失的能量是最少的，能量利用及其治療癌症的效果卻是最大的。能量直接集中在癌細胞的化學反應上，不會產生多餘的損失，使病患不會有過熱或體溫過度上昇的副作用。奈米熱治療反應所釋放的能量會被完全用於所需的治療。相反的，傳統熱治療在短時間內，對身體注入大量的能量，卻不一定達到最佳的功效，因爲這將會失去選擇性而使所有的組織溫度同步上升。這是典型的能量浪費，將能量用於實際上不必要的健康部位，只會讓副作用增加。

在奈米熱治療中，射頻（RF）電流流過癌細胞，恰到好處的能量能單獨加熱細胞膜。細胞膜是良好的隔離器，因此在癌細胞附近的細胞外電解質中電流最密集。當然，若是給予的能量太多時，選擇性降低就不見得是單獨的加熱癌細胞了，此時所有的體積內細胞都會被同樣加熱，又回到了傳統熱治療的加熱方式。這像是所謂的：「毒藥和藥劑之間的區別，只是在於它們的劑量。」一般而言，保持穩定的功率區間對於產生最佳功效是必要條件，太高和太低都是非最佳狀態。汽車引擎就是最常見的例子：冷車啟動，引擎未達合適的工作溫度時，需要更多的

燃料才能被加熱到最佳使用狀態，但又必須透過冷卻系統將引擎冷卻並保持在一定的溫度範圍內，以實現最佳輸出效率。平均加熱無法產生高效，高效率要有高選擇性以精確控制過程。適當的選擇不僅必須從加熱體積中選擇一般細胞，而且必須從目標區域中選擇出癌細胞來。與健康細胞相比，利用癌細胞的特性可以解決這個難題。

以瓦柏格效應（Warburg's effect）選擇（電導率選擇）電流走向

1931年諾貝爾生理醫學獎得主Otto Warburg發現癌細胞的表現與健康細胞完全不同，癌細胞因為線粒體功能障礙無法高效產生能量分子ATP，僅能以發酵作用產生較低量的ATP與乳酸。此為著名的瓦爾堡效應。如今，Warburg的發現正方興未艾，許多研究顯示，非線粒體路徑的糖解作用（發酵）ATP生產方式具有幫助癌症生長的特性。發酵作用產生的ATP是一種古老的化學反應，這是生命演化開始時的特徵，當氧氣在癌症環境中大量缺乏時，癌症會利用葡萄糖將其能量轉化為ATP與乳酸的發酵方式，在一個發酵循環中僅產生2個ATP。這是癌症組織在身體中與健康組織最大的區別。因為健康細胞在氧氣的

幫助下產生36個ATP。雖然癌細胞中的發酵循環產生ATP是一種效率很低的低效代謝過程。然而，由於發酵循環過程很簡單性，因此可以反覆地大量發生。因此，產生的總能量還是可以超過高效的有氧檸檬酸循環。這個腫瘤代謝的基本觀念已在第二章介紹過，那是了解電熱治療機原理的一個基礎。

由於癌細胞的更高繁殖（或增殖）率（癌細胞需要比健康細胞更多的能量），其最終產物（廢物）被集中產生，這些癌細胞被「廢」化合物包圍，它們的細胞外電解質在離子中更密集，其附近的pH值更低。因此，較高的新陳代謝增加了癌細胞區域中的離子傳輸和離子濃度，這降低了周圍組織的阻抗（增加導電率）。這種現象可以透過電阻抗斷層掃描（ICT）測量。這種現象的應用之一是可以用來偵測乳癌。而奈米熱治療就是合併了這樣的原理在熱治療中，來達到選擇性加熱，增加治療癌症的效果。

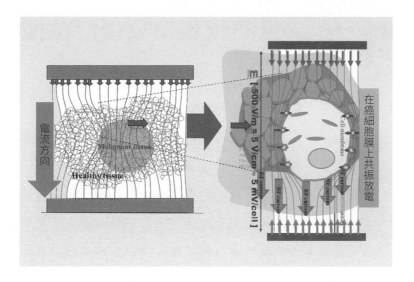

▲ 圖4-9　奈米熱治療Oncothermia可以選擇性地在細胞膜上放電（右圖），造成癌細胞離子通道紊亂。溫度不需要加到太熱，若局部吸收過高能量，整片熱起來，這個選擇性就消失了！

part 5　電熱療機為免疫治療機

HEALTH：電熱治療提供的電能大部分集中於癌細胞膜上，一部分到微環境的其他種細胞的細胞膜上，電流活化細胞膜接受器，所以能全面活化並改善腫瘤微環境內的各種細胞。有趣的是，電流讓癌細胞愈粘愈緊，卻能讓免疫細胞等加速運動，讓好的進得來，壞的出得去，逐步改變腫瘤微環境，所以可以稱為免疫治療機。

　　電熱療機與熱療機的差別在於到底熱重要還是電重要。溫度可以測量，只要功率加高，溫度再加高就一定有效果；電是一個能量，能量比較「玄」，不易以現有的技術測量，功率加高不一定有更好的效果，電流作用在奈米級的區域，仔細想想細胞膜內外的電位差，因為離子不能自由通過細胞膜，要對抗高濃度往低處流動的力量，要靠電位差阻擋。細胞膜電位差-70mV在5奈米的膜內外，如果換算1公尺，而電位差可是百萬伏特／公尺的差別了，

同理如果電流在細胞膜增加1／1000℃的超低溫，此溫度在1公尺的能量差可以到20萬℃之高。癌細胞的膜電位比正常細胞低，約在-20mV~-60mV之間。電熱療激活了膜外蛋白（離子通道）TRPV，讓鈣離子向內流，鉀離子出去，離子通道進去要消耗能量（ATP）的，ATP用於最重要的K+／Na+鉀鈉通道進出，水分進入細胞讓細胞變大，膜電位差更小，將再度將膜電位拉往更易受激活的狀態。

細胞受激活在腫瘤與淋巴細胞有兩種不太一樣的結果出現。上皮細胞癌的表皮生長因子接受體在電熱療中會明顯受到活化，兩種細胞在電熱療後的早期都看到控制生長以及糖解作用的mTOR蛋白活化，初始的活化後，細胞很快的糖解作用退潮，將代謝轉換成粒線體代謝。淋巴細胞彼此沒有鏈結，活化後會移動造成免疫循環，但上皮細胞彼此間有粘結蛋白，反而將彼此鍵結更緊，粒線體功能增加，但又連結住不能生長，所以癌細胞會活化，但活化過度反而造成凋亡；淋巴細胞會活化，但不至於造成凋亡，所以造成一良性的循環，對免疫來說，電熱治療時間短，初始糖解作用增加，又能很快轉換為粒線體代謝，移動增加，分化、生長繼續進行。加上腫瘤死亡，腫瘤微環境就

會更健康，浸潤的淋巴數目增多、氧氣改善、粒線體功能改善等等好處。

　　同樣的脈衝式電磁場刺激 Pulsed Electromagnetic Field （PEMF）**在骨科用來促進骨折癒合、在牙科植牙加速癒合的醫療器材中，也都可以看到類似降低發炎反應、加強連結細胞緊密結合的證據**。由演化的觀點來看，愈晚演化的機制，愈容易有抗藥性，而愈早有的東西，愈難有抵抗之力。地球成形後，百分之九十的時間都是物理在控制，所以生物很難對抗溫度、壓力、輻射……等等之機制。由於物理的東西可以控制時間強度，不像化學的東西，有很長並難以掌握的半衰期或局部濃度的問題。個人認為「能量」給予，未來在許多疾病都有應用的空間。在下圖中，可以看到電熱治療後，干擾素 γ 分泌增加，樹狀細胞及淋巴細胞浸潤增加的證據。我們的研究也發現，會增加免疫檢查點抗體的效果。結論是，電熱治療機是免疫治療機，透過活化微環境 TRPV 離子通道，活化 mTOR，維持短暫的糖解代謝升高，接著會改善粒線體功能，並維持數天，所以電熱療會改善腫瘤微環境。

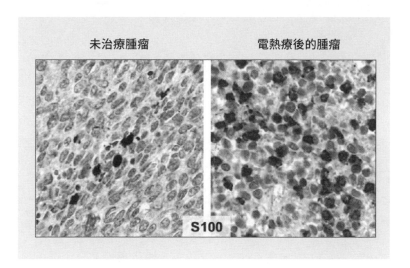

▲ 圖4-10　樹狀細胞浸潤（48小時後）。

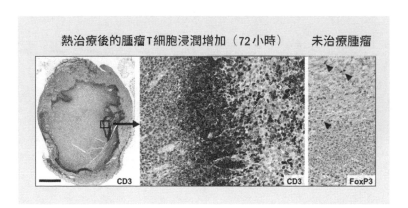

▲ 圖4-11　T細胞浸潤（72小時）。

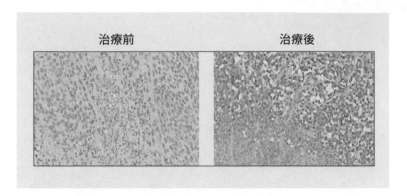

治療前　　　　　　　　　　治療後

▲ 圖4-12　熱治療引起干擾素 γ 之分泌增加。

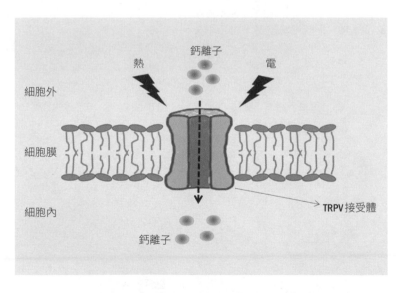

鈣離子

熱　　　　　　　　　　　　電

細胞外

細胞膜

細胞內

鈣離子

TRPV 接受體

▲ 圖4-13　熱電刺激細胞膜後，鈣離子經由TRPV接受體進入細胞內，啟動一連串反應。

part 6　**利用改變粒線體，自噬
增強熱療效果**

HEALTH：電熱治療造成的細胞膜活化，會提高粒線
體的呼吸作用，更增加了癌細胞粒線體的操勞。由於
癌細胞粒線體功能並不太正常，如果再搭配抑制「自
噬作用」的藥物，防止清除與回收受傷的粒線體，會
放大癌細胞粒線體的自由基傷害導致凋亡。

　　細胞的增生以及分裂除了需要能量外，還需要足夠
的材料才能進行，以蛋白質為例，需要合成也需要分解
再生利用，透過蛋白酶體（proteasome）清除受損的較小
的蛋白質，分子較大的蛋白質清除最主要依賴lysome（溶
體），內部有酸性蛋白酶，可以降解受損大的蛋白甚至整
個受損胞器，稱為「自噬」反應。一般而言蛋白酶體功能
升高就會降低自噬的能力，蛋白質酶體以及發現自噬機制
的科學家分別在2014以及2016年得到諾貝爾獎。粒線體

是碳源材料的重要生產基地。在養分充足的狀態下，細胞透過各種代謝途徑提供粒線體進行中間材料生產，但當細胞受到刺激或是養分供給不足，造成粒線體沒有足夠的原料來供應時，細胞便會進行自噬作用，透過分解損害的胞器包括粒線體本身或是大分子蛋白、脂肪，進行類似資源再利用的方式提供原料，讓細胞能在惡劣的環境下維持基本的生長需求。除了碳源，粒線體同時是細胞能量供應的主要來源。但在癌細胞中，調節糖解作用以及氧化磷酸化的關鍵酵素「丙酮酸去氫酶」常見到發生變異，進而抑制糖解作用的終產物丙酮酸（pyruvate）進入粒線體，改由乳酸去氫酶代謝成乳酸，一方面消耗細胞質中的NADH，產生少量的能量，另一方面過多的乳酸也會被排出細胞外，當作微環境酸化的驅動者，並可以再進入細胞內，作為缺乏養分時的養分來源。粒線體因為從糖類的代謝產生碳源不太夠，但依舊要維持細胞生長所需原料的功能，所以必須透過調控脂肪酸以及胺基酸代謝進行碳源材料轉換。由於癌細胞粒線體功能較差又有許多替代碳源的必要，經常需要透過調節自噬作用的發生來獲得生長及分裂所需的材料。因此，改變粒線體以及自噬作用便成為癌症治療的重要輔助方向。電熱治療就剛好可以切入此一機

轉。增加這種利用代謝調控機制療法的效果。

　　電熱治療透過癌細胞代謝特徵，如先前所說，**腫瘤微環境由於乳酸堆積以及缺氧等因素呈現弱酸性，這樣的特性讓電熱療能夠順利的分辨腫瘤組織及一般組職，達到選擇性電流集中並加熱的作用。**當細胞受到熱及電流的刺激，促使細胞膜上的離子通道開啟，例如：TRPV1，讓細胞內的鈣離子濃度增加，細胞內過量的鈣離子會改變粒線

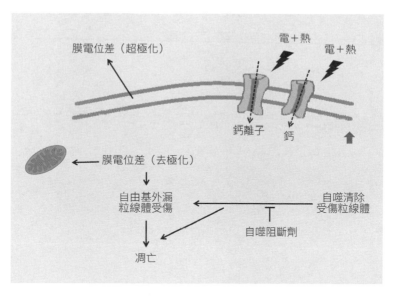

▲ 圖4-14　電熱療後，粒線體會被過度活化，此時自噬阻斷劑與粒線體破壞會更增加效果。

體細胞膜的通透性，加大粒線體去極化，粒線體會加速利用脂肪代謝，增加粒線體的「操勞」，更加放大粒線體的弱點，加速造成粒線體功能缺失，產生高量的自由基，造成細胞內大量物質被氧化。

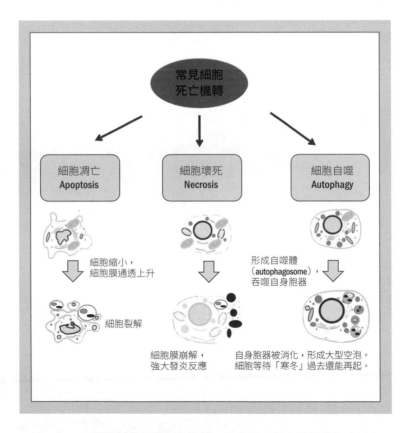

▲圖4-15　三種常見的細胞死亡機轉，其中壞死最容易引發免疫反應。

　　一旦粒線體細胞膜受損加劇，更會造成細胞凋亡因子流出，促成細胞凋亡或是壞死。此外熱本身的物理特性也可能讓細胞內的物質，特別是蛋白質，發生變異或是變性的狀況。多重刺激的狀況下，讓癌細胞的粒線體失去功能，同時因為自由基以及熱造成的大量變性物質，引發自噬作用來進行物質的清除及回收。而受傷粒線體透過自噬作用清除可以降低自由基的累積傷害，若使用自噬抑制劑，會造成粒線體缺失更加劇。因此，倘若在熱治療的過程中加入抑制粒線體或是自噬作用功能的藥物，也許能夠更強化熱治療的效果。

part 7　熱療與自體免疫、腫瘤免疫、抗菌免疫的關係

HEALTH：熱本身能提高抗菌免疫力的能力，也有許多臨床實證。癌細胞來自於體內，對抗腫瘤的免疫力難免也會對抗自身組織（自體免疫）；反之對抗自體免疫的力量，也同時會帶有某些對抗腫瘤的能力。透過熱這個媒介，將對抗外來菌的能力，對抗腫瘤以及自身組織的三個免疫層次一起拉上來，是成功抗癌的關鍵。

　　抗菌免疫、腫瘤免疫與自體免疫之間存在著非常微妙的關係，任何成功的免疫治療必須先刺激到抗菌的先天免疫，再產生出後天免疫，而這個後天免疫也需要有某種程度的自體免疫，這個免疫反應才會完整。細菌為中溫生物，在33℃到40℃之間能活得很好，但如果升溫到44℃甚至45℃，10分鐘就能殺死不少菌。細菌會產生「生物膜」保護，膜下面的細菌不受抗生素威脅，有些植入物產

生的感染非常難治，我們治療復發頭頸癌的過程發現很多骨頭壞死處竟然比較容易在做完熱治療之後變好些，所以略為高溫的治療，對於突出體外腐爛的腫瘤，熱治療效果很好，溫度也可以放心地升高到45℃以上。電熱療表面上溫度不高，但以奈米的角度來看，其實40℃左右的測量溫度，在細菌細胞內外間的能量溫差就可能至少3℃以上，所以嚴重細菌感染用電熱治療搭配抗生素，效果不錯，由歐洲、日本及大陸幾位資深熱療專家口中，也得知不少用在感染症寶貴的經驗。除了直接熱的傷害外，抗菌免疫力以先天免疫力為主，如NK細胞、中性球細胞在電熱療後的趨化性增強，毒殺作用的能力也會增強。

　　癌症病人維持體內恆定最重要的機轉仍然是「免疫恆定」，與生存期長短最有關係，與局部控制不一定有關係。前面說過，透過電熱療或放療等局部治療產生的「桂冠」反應稱為遠隔效應，所謂「隔山打牛」效應。治療的位置在東邊，西邊未治療位置的腫瘤消失了，英文稱為 Abscopal effect。許多放療醫師只聞其名，一輩子見不到幾位這種病患。自從有了電熱療之後，我們看過許多位 Abscopal effect 的例子，這是局部引發全身免疫力的明證。

　　先天免疫是生物體最古老的免疫力，目的是排斥「非

我族類」。低等生物無後天免疫，只有排斥異種的先天免疫。當高等生物內各種細胞種類愈來愈複雜，有必要發展一套免疫系統以排斥「雖我族類」，但卻有些「變異」的細胞，即是所謂的後天免疫（T細胞、B細胞免疫）系統。但又怕難免這些些微的差異，也存在於正常組織上，為了避免傷及正常的組織，所以有抑制T細胞（Treg）的發展來防止自體免疫病。我們發現自體免疫與抗腫瘤免疫竟然是一刀之兩刃，自體免疫病經常是因為細菌或其他病原感染而來，細菌感染嚴重的地方，免疫發炎消退了，有時就引發起自體免疫病如類風濕性心臟病、腎炎等，病因是鏈球菌所造成，要打盤尼西林來治療。現在發明了去免疫抑制的藥物如CTLA4抗體、PD1抗體以及電熱療之後，局部的發炎反應有可能因此引發出自體免疫反應。

我們用免疫檢查點抗體時會發現各種「免疫副作用」，包括腸炎、肝炎、皮膚炎、大腸炎及神經發炎等「副作用」，其實是某種程度的自體免疫病。**也早有報告謂發生「免疫副作用」的病人，對檢查點抗體的效果較佳，所以醫師用藥時常一則以喜，一則以憂。等我們用了電熱療之後，不僅發現有些病人引發自體免疫反應，更發現自體免疫反應產生的T細胞才是長治久安的保證，一般的T**

細胞反應不夠強烈，殘留在體內變爲記憶細胞並不容易。
但用了電熱療之後，變爲記憶型的T細胞就容易了，更因
爲攻擊性的T細胞特異性不見得那麼高，所以不會隨著腫
瘤突變等各種小變異而變動，持久性很明顯，代價是發生
了自體免疫病，常需要用類固醇或別的藥來壓制。

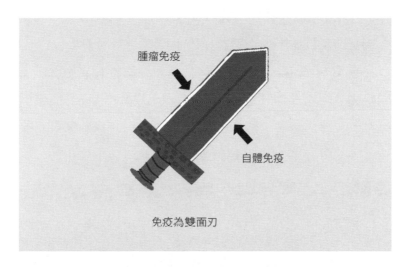

▲圖4-16　抗腫瘤免疫伴隨自體免疫反應，效果更持久。

part 8　**癌症自癒的個案分享**

　　以下是有關「自癒力」的實證。透過「電熱治療」與放療的實證經驗後，**我終於體會所謂「自癒力」的「境界」，其實這是將免疫力提升至更高的一個層階**，雖然有些相當的免疫反應，不過「痊癒」竟然是可能的！

　　個案一：謝女士是位39歲女性，三陰性乳癌患者，一開始由於不希望動乳房手術，不喜歡化療，就拖延病情到癌細胞已長破皮膚，腫瘤快速生長到難以收拾的地步（＞15公分）才決心求醫。我們尊重她的意見，不做化療，只做放療25次共5000雷德的劑量（算是低劑量），加上8次的電熱治療，腫瘤有縮小30%左右。

　　正當我們覺得效果普通，苦勸病患接受化療的時候，發現她的肝功能異常，經過診斷為「自體免疫性肝炎」，當然也因為肝功能不良無法化療就持續追蹤；沒想到再經過三個月，腫瘤縮小到只剩下1公分左右，而且原本對側以及同側淋巴結也自然消失（圖4-17）。未治療部位病灶消失稱為Abscopal effect。病人當然什麼治療也沒做，繼

續與「癌」和「自體免疫肝炎」共生：一年後肺部有小擴
散點出現，由於她有天然的「長效免疫力」，所以打了低
劑量的免疫節點抗體Opdivo 60mg，兩周一次共三劑，正
當我們看到肺轉移病灶消失而高興時（見圖4-18），突然
發覺她又「爆肝」了，馬上給類固醇壓下免疫力，目前肝

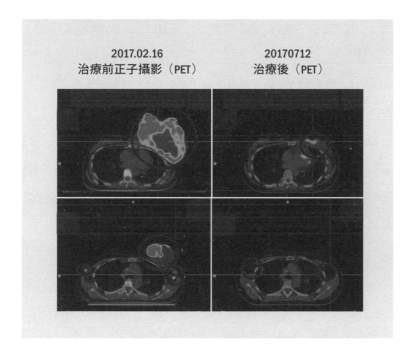

▲圖4-17　39歲乳癌患者，除了左側巨大腫瘤以外也有兩側腋下腫
瘤。熱療前雙側腋下腫瘤，未經特別治療而消失，稱為「遠隔效應」。
當然，原發腫瘤的控制也很驚人（圈起來處），病灶完全消失了！

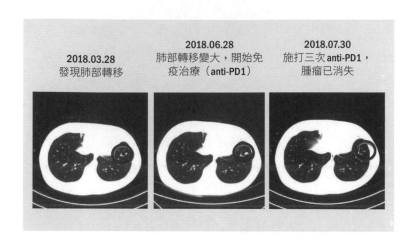

2018.03.28
發現肺部轉移

2018.06.28
肺部轉移變大，開始免
疫治療（anti-PD1）

2018.07.30
施打三次 anti-PD1，
腫瘤已消失

▲圖4-18　治療約一年後肺轉移出現（劃圈處），打低劑量免疫檢查點抗體3次，每次60mg，兩週一次，腫瘤已消失。

功能略不正常，肺轉移不再生長。這位女士就是透過放療及熱療採取「原位疫苗」治療法，成功產生「自癒力」的自體免疫故事。當然，她還需要在醫師與自己的努力下再努力幾年，才敢解除警報。

　　個案二：另一位葉女士，59歲的女士，罹患腎盂泌尿細胞癌（Urothelial Carcinoma），手術後復發，腫瘤在右後腹腔有超過10公分的病灶，在前腹壁也有一顆6公分左右的腫瘤（圖4-19）。肝臟有一處轉移，我們一樣以低劑量的放療20次4000雷德，加上低劑量的化學藥物兩次再

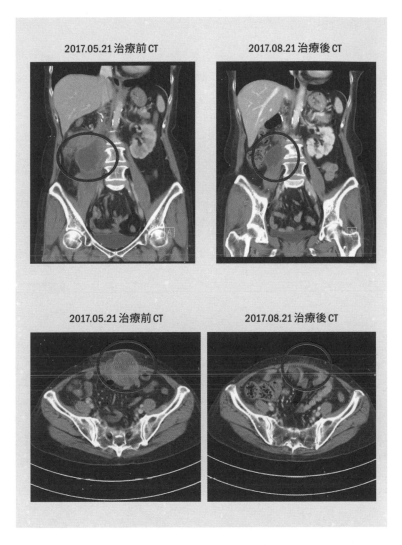

▲圖4-19　治療前（左側圖）病灶部位（劃圈處），在治療後(右側圖)
已明顯縮小。

加上腹部以及後腹腔的電熱療共約8次。

　　神奇的是，她的腫瘤包括肝臟的腫瘤（未照射）皆消失了（圖4-20），這也是所謂的「隔山打牛」。我們檢查病患有無「免疫反應」，發現她有明顯的「免疫性皮膚疹」以及免疫性貧血（胃壁細胞抗體陽性）。每天二顆類固醇壓著免疫，每月打一針B12改善貧血。過了一年半，疾病穩定，完全沒有復發，什麼化療都不用，也不曾用任何免疫節點抗體。因為我們的治療，成功地引發她身體的自癒力，當然小代價是「自體免疫」的症狀，這是值得的。我

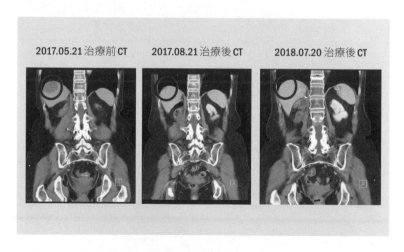

▲圖4-20　肝臟轉移（劃圈處）自然消失，此「遠隔效應」已經持續了一年半。

不信她繼續做化療能有這種成績與生活品質。還有其他一些例子，我們就不再多述了。

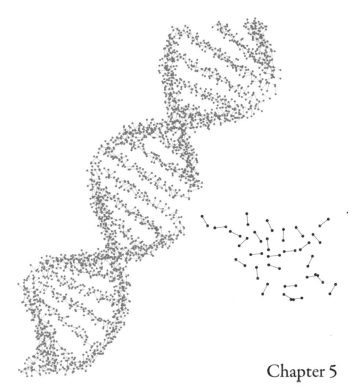

Chapter 5
自己的癌症自己救

　　難症輕治，對決不如共生。用簡單工具，高CP值的方式激發出天賦的自癒力，在效果、副作用與生活品質間求取平衡。

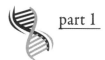

part 1　了解自己的真正病情，
簡單判斷預後的方法

HEALTH：簡單的判定預後，對決定治療策略極有幫助。最簡單判斷預後好壞的方法推薦以下四種：體能狀態好、血液裡淋巴球佔白血球的比例高、發炎指數低、營養狀態好，以上四種是決定自癒力強弱的重要指標。　⊕▬

　　其實癌症有一個好處就是有時間面對自己與家人，不像心臟病或意外事故，話都來不及說就走了。得知被醫師宣佈得了癌症，自己一定是相當震驚的，可能一時也不知道要問什麼或腦筋會暫時一片空白。不過仍要請大家暫且鎮定一下，了解一下自己的病情很重要。

　　⑴如何確診的？是否要再確定？請醫師解釋一下什麼癌，大概是第幾期？情況有多糟？ 治療目標是否爲治癒性？爲什麼這樣治？

⑵回家與家人商量一下，上網找一下資料，注意一下較新的醫療資訊，有無替代方法或醫療資源，醫師在這一行的經驗？

⑶找一個覺得相對較信賴較投緣、也願意和你一起討論的醫師，較積極的醫師對初診斷的病人較重要，不能開刀不代表不能治癒，即使第四期的擴散病力也不見得沒得治。

　　如果一下子就很直接說「活不了多久了」，或是一聽你想再去問第二意見就顯得很不高興的醫師，通常是較不易溝通的醫師。能給你聯絡方式的醫師會讓您更放心。手上有許多臨床試驗的醫師通常是大醫院的意見領袖，如果不幸復發了，找他們更為合適。放射治療科醫師多為二線科，他們的意見特別要親自去問。有些內科、外科醫師對放療不是不太了解就是有偏見，告訴你的也不見得對。

　　判斷預後是醫師的重要責任，然而仍有癌症是預後良好的，所謂預後好，簡而言之，即是治癒機率高、預期存活期長。因此，**若癌症病人能在自己理解的範圍內，適當了解自己的病情、簡單判斷自己的預後狀況，將有助於自己客觀面對癌症並積極接受治療**。臨床上最怕病人一知

半解，有些病人或家屬一聽到診斷癌症便嚇得不知所措、或者直接妄下定論而放棄正規治療，但其癌症的預後很可能相當不錯，輕言放棄實在太可惜。本文提供一些簡單判斷癌症預後的方法，希望能讓癌症患者保持樂觀、維持希望。

　　癌症分期是臨床上最常用的判斷預後的方法，現行最通用的分期方式為AJCC（American Joint Committee on Cancer）所制定，會隨著新發現的臨床或病理預後因子、治療方式的演變與影響……等等而不斷改版，2018年起已正式啟用第8版，不同部位的癌症會有不同的分期條件，但其精神是類似的，多會依照原發部位（T）、淋巴轉移（N）、遠端轉移（M）的有無、大小、數量、侵犯程度、範圍等，分別先給予T、N、M一個分期，一般T分期常分為Tis（原位癌）、T1、T2、T3、T4，而N分期常分為N0、N1、N2、甚至N3，而M分期常分為M0、M1，有時視部位不同還有細分T1a、T1b、N2a、N3b、M1a、M1c……等類似的子分類，最後再依照TNM分期的各種組合把整體期別分組為大部分人所熟知的第0、I、II、III、IV期，第0或I期預後最佳，而第IV期預後最差，以此類推（也可能會有IA、IIB、IIIA、IVA、IVC……等類

似的子分組，甚至在特定癌症還要參照惡性度Grade或其他生物分子標記）。

　　大致來說，若是第0、I、II、III期，表示腫瘤還在局部或局部區域性的影響範圍、頂多是有相對侷限性的淋巴轉移，是有較高的治癒機會，臨床醫師多會建議積極的治癒性治療（curative treatment），例如手術切除、根治性放射治療、根治性同步放射治療……等，但相對的也需要承擔較高的風險，可能會有副作用或後遺症，因此只有在病人體能狀況不至於太差的情況下，才比較適合接受治癒性治療。若是第IV期的患者，表示腫瘤的影響範圍相對較大，多半是有較廣程度的轉移，但也不必一下子太過緊張，因為分期是指同一種癌症不同侵犯擴散程度的相對預後而言，有些癌症即使第IV期的預後也不算太差，或者對抗癌藥物治療效果反應佳而高過平均存活時間，又例如頭頸癌第IV期還分為IVA、IVB、IVC，但只有IVC才是真正有遠端轉移的情況，其IVA、IVB期治癒或長期控制的病例大有人在。

　　病人體能狀況（performance status，簡稱PS）的考量，最主要是關係到病人對於治療所帶來副作用的耐受程度而言，當然也會影響到預後。臨床上判斷病人體能狀況

的指標常見的有ECOG PS（Eastern Cooperative Oncology Group Performance Status Scale）和KPS（Karnofsky Performance Status），由體能狀態良好到不好，ECOG PS依序分為0、1、2、3、4、5分，KPS依序分為100、90、80……到0分。其中ECOG PS較為簡單、一致性高、臨床上較常用、也較適合民眾自行判斷，一般≦2分才能接受積極的治癒性癌症治療，簡述如下：

ECOG PS 0＝無症狀，正常活動。

ECOG PS 1＝有症狀，但幾乎可正常行動，對生活無影響。

ECOG PS 2＝躺在床上的時間佔正常清醒時間＜50%，仍可照顧自己。

ECOG PS 3＝躺在床上的時間佔正常清醒時間＞50%，只能簡單照顧自己。

ECOG PS 4＝長期完全臥床，無法照顧自己。

一般而言，PS＞2分，血液裡淋巴球占白血球比例＜10%，中性球比淋巴球比例＞5（見圖5-1），發炎指數CRP比上白蛋白比率＞0.3，是最簡單快速判斷「預後不

良」的指標。任何治療沒有辦法改變以上持續變壞的趨勢，應考慮改變治療方法。另外一個病人營養狀態是否最佳化也要與發炎狀態一起判別。例如反映營養狀態的白蛋白量必須配上淋巴球的數量一起看，才不會顧此失彼。

此外，對於肝癌病人，其肝功能也會很大程度地影響病人預後，所以像是肝癌常用的另一套 BCLC 分期

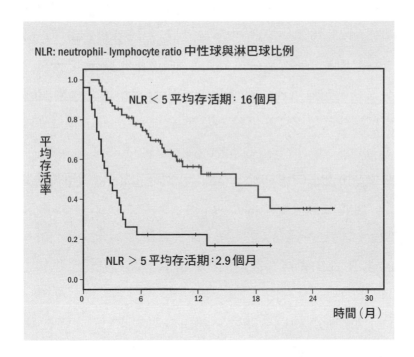

▲圖5-1　在轉移的黑色素瘤患者進行免疫治療：發現NLR越高者，免疫治療越不容易見效。平均存活期可以差到五倍。

（Barcelona clinic liver cancer staging），除了納入前述的ECOG PS之外，也加入了最常用的Child-Pugh肝硬化評估指標，共同協助判斷預後。Child-Pugh指標簡單來說是以五項指標來評判肝硬化程度：白蛋白濃度、總膽紅素濃度（黃疸指數）、凝血時間、腹水程度、肝性腦病變（肝昏迷）程度。依各項指標的異常程度由輕到重分別給予1至3分，所以總分範圍分布由5至15分，其中5至6分為A級、7至9分為B級、10至15分為C級。C級最為嚴重，一年存活率僅45%。然而Child-Pugh指標仍稍嫌複雜，也有人發展出僅用白蛋白濃度和總膽紅素濃度來判斷肝硬化程度的指標，簡稱ALBI（albumin-bilirubin score）＝（log10 bilirubin×0.66）＋（albumin×-0.085），其中bilirubin的單位是 μ mol／L、而albumin的單位是g／L，ALBI分數≦-2.60為第1級，＞ -2.60到≦-1.39為第2級，＞ -1.39為第3級，第3級最為嚴重。無論是Child-Pugh或ALBI都能在網路上找到計算網頁，但要注意單位的一致性。

　　癌細胞很短的時間內突然原發部位或第一站淋巴腺長很快；早期癌剛治療完原發部位，轉移病灶馬上就出現了，這兩個情況代表惡性度高，預後不良要趕快改變治療

策略，盡快介入較積極的療法。每個癌症病人的病情都不盡相同，即使是同一種癌症、同樣分期，也可能有其他影響預後的因子，有各種考慮因素，宜與醫師進一步討論，切莫妄下定論。只要保持樂觀，就有希望！

　　有經驗的醫師有幾個簡單的判病預後方法：(1) 是否已 IIIB 到 IV 期。(2) 病理的癌病惡性度。(3) 病人的身體狀態。(4) 有無合併疾病。(5) 能否進食。(6) 精神狀態。(7) 喘與否。統計資料不見得適合每一個人，所謂平均存活期不過就是一個數字，不要太相信它。醫師所說「大約活多久」，通常是不可靠的。

part 2　**接受治療的通則**

HEALTH：一、二、三期的癌病皆有可以治癒的機
會，一定要把握機會一次就把治療戰略定好。第四期
癌病要視情況決定策略，很難一概而論。過度積極強
勢的治療，往往是反效果。適當適量最好。在效果、
副作用與生活品質間要求取一個平衡。

　　面對癌症病人，我們通常先區分為：可治癒性的或是
以延命及緩解症狀為主的兩類治療。我的老師 Carbone 教
授教給我們的第一堂課就是「偶能治癒之，經常治療之，
永遠照顧之」。當治癒是目標時，副作用可以要求大些；
但以減緩症狀為目的時，副作用就必須很講究，不應該不
僅治不好他的病，卻反而增加他更多的麻煩。第一、二、
三期的病，無論能否開刀，皆有機會治癒，如果不能開乾
淨，要考慮先做低劑量放射化療，來縮小腫瘤以及產生些
許免疫力，再開刀。如果完全不宜手術，仍然有可能只靠
放射線或藥物達到治癒的目的，不可輕言放棄。

　　目前癌症醫療準則幾乎已將所有第一到第三期的病患治癒方法訂出遵行準則了，有制度的醫院很少會有太不一樣的做法。至於姑息性的療法，決定於根據什麼文獻證據、傳統效果及醫師經驗、副作用大小、費用多寡、個人身體狀態、癌的惡性度以及病患其主治醫師的見解與態度等等，就比較沒有治療準則。每個藥都有他仿單上記載的適應症，通常是藥廠花大錢，執行大型臨床試驗的結論，即使已有文獻報告該藥可用在不同的情況下，但經濟效益若不高，藥廠也不會花大錢再去申請適應症，此時醫師拿來用在別的病，或不同的方法，或不同的劑量來使用就稱為「適應症外使用」。由於癌症多樣化，常要與他藥併用，此種方法非常常見，超過80%的醫師會這樣用藥，也合理合法。藥廠不能推銷適應症外用法，但醫師可以自行負責的使用，有時稱之為孤兒藥的用法。例如抗憂鬱劑用來增加止痛藥效果，鎮定劑用來止吐，許多藥改為放在舌下吸收，各種抗癌藥由動脈導管注射、腹腔注射、腫瘤內注射等等皆是，也有很多老藥新用途來增強治療效果的作法會在〈老藥新用途〉再討論。許多要病人自費的部分就是「仿單適應症外使用」，因為保險（包括健保）是不付錢的。通常較會幫病人著想（想辦法）的醫師，比較傾向

「適應症外用藥」，因為他面對束手無策的病情，也會有很大的壓力。

過度積極強勢的治療往往是反效果，並不等於高治癒率或高存活率

40年前，腫瘤醫師治療癌症都是講求「徹底才有機會」，不論是手術、化療或是放療，現在回想起來都過當的治療了。現在對癌病生物學愈來愈了解，各種標靶藥，低副作用的用藥或用法，低副作用的治療儀器、技術陸續發明出來。治療癌病要先確定病患風險，高風險的癌病，略為積極些，低風險的癌病，盡量保守些。尤其小兒癌的放療，非常講究副作用降低的精神；對老年人也必要用比較保守的治療方式。這麼多年來，在醫界的努力下，已經有許多降低治療強度並不影響療效的臨床報告。相關的研究已有許多，包括：

(1) 手術後輔助性化療做幾次即可？

(2) 放射劑量可以降低嗎？

(3) 能否只做一種治療而不需要手術、放療、化療併用？

(4) 具特殊的生物指標是否可以減量？

⑸節拍式的化療是否一樣好？

⑹能否用標靶藥取代化療？

⑺提早用免疫治療能否免掉化療？

⑻能否用內視鏡手術取代傳統手術？

⑼手術前放射治療能否接著開保守手術？

⑽能否降低手術大小以保留器官療法？

⑾精準醫學的基因檢測判斷是否可以免去化療或放療？

　　長得快的腫瘤的 DNA 或相關生長的酵素較容易受到化學治療藥物的攻擊，所以即使要說「毒」，被毒死的癌細胞比率還是比正常細胞多得多，但生長得快的正常細胞像造血細胞、口腔黏膜、腸黏膜、頭髮、皮膚等，也相對易受傷害。雖然化療無可避免這些相關的副作用，有些會引起噁心，但化療不會引起疼痛，每種藥的副作用也不一樣，不能一概而論。打完一輪化療，通常我們等正常細胞恢復再打下輪，連續幾輪後有效率（腫瘤所小直徑超過 30% 的比率）一般半均在 40%~60% 之間，卻也是過去幾十年最重要的癌症治療方法之一。化療很少單藥物治療，多合併 2~3 種藥物一起用。化療最擔心的副作用就是掉白血球，引起感染敗血症，血小板過低引起出血以及其他

急性副作用。不易恢復的長期副作用較少見。放療雖然是局部治療，但每個組織都有放療劑量的上限，被照射部分若超過組織承受的上限，會有不可恢復的副作用。比方說是皮下組織以及肌肉纖維化，血管狹窄，食道、輸尿管狹窄，神經病變，脊髓病變等等。所以放療醫師追求治療與副作用的空間大概都抓在五年內發生嚴重不可逆副作用要<5%，否則寧可治不好，也不會再增加劑量。放療醫師因為很重視副作用的訓練，比較不會有不可預期的副作用發生。放療的急性副作用大都二週內可恢復，比較沒有那麼可怕。放療最近有個全新的概念，叫做「閃電」FLASH，超高劑量率的放療，將現行一秒鐘0.05Gy~0.5Gy的劑量提高到40GY（20~800倍），治療僅0.5秒，在此情況下，正常組織不會受傷，癌細胞卻因為DNA活躍、耗氧而受傷。如果幾年內真的進入臨床，那放療界又將起翻天覆地的變化了。

在效果、副作用與生活品質間要求取一個平衡。小孩子、年輕人我們盡量追求治癒大的機會，即使是犧牲些副作用也可以接受。因為復發畢竟是最大的副作用！不過醫師也不是神，已經盡力減量了，但個人的體質往往才是決定副作用的因素，在治療前只能參考文獻慣例用估量的，

萬一有些過頭的副作用，下一次的治療再減量還來得及，也不至於耽誤病情。有些迷思「愈貴的，可能愈無副作用，可能愈好」、「愈新的就愈好」其實並不正確，同樣的，免疫治療及標靶治療也沒有「愈大劑量就效果更好」這種說法。

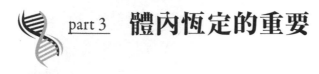

part 3　體內恆定的重要

HEALTH：人體各系統以及各種生化反應透過回饋控制，相互維持著恆定的關係。尤其是免疫裡陰陽的兩股力量為了適時地發揮功能而動態的在看似相反功能，以及相反代謝特徵上不斷的做轉換，以達到免疫恆定。

　　體內恆定指各系統間維持內部環境與外部環境的平衡，包括了平衡、穩定、公平的概念，卻是不停地在動態中維持穩定。例如，正常人類或動物的體溫皆非常相近，身體藉由產熱與散熱維持平衡。如果要讓每個細胞都有生存的權利，供應氧氣養分及排出廢物就是必需的，那身體自有一套協調的機制。回饋控制是人體各種系統必要的，細胞間訊息傳遞以維持生化恆定的關鍵，靠著正向或負向回饋機制。負向指的是刺激產生的反應，回頭去壓抑刺激就稱為負向，反之亦然。負向回饋多見，比方體溫、血壓、血糖。正向的較少見，如哺乳與乳汁分泌。

　　人體有許多複雜而相互牽制的機制來調整免疫反應的陰與陽。就如同自然界中某一物種的消失或過剩，會連帶影響許多乍看無關的物種的重大災害。比方遇到感染一開始的免疫反應，應該是以先天免疫為主的發炎反應，來清除殺滅細菌，當然發炎反應也可能造成宿主之傷害。若一舉消滅細菌，縱然已造成傷害，也慢慢會恢復。若無法消滅細菌，免疫會在減少傷害與消滅對方之間求取平衡，達到一個慢性發炎的狀態。

　　免疫的恆定特別重要，但我們平常感覺不到，人體的免疫系統靠第一線免疫以及第二線免疫（特異T細胞）維持著與外在環境的平衡。比方說腸道有上百億的細菌，能夠維持體內免疫恆定，最重要的一個動作就是阻絕細胞入侵。腸上皮細胞緊密貼在一起，透過凹凹凸凸面向腸道的纖毛樣突起增加吸收養分的表面積，腸道上皮生長快速，任何缺損就要立刻補上，以免細菌入侵，三不五時甚至要捕捉一些菌來分析有無改變常態菌相，人體最大量的免疫細胞部隊就在第一線的腸道細胞後，負責維持免疫的平衡，太少的菌，不正常的菌組合，過多的某種菌就偵測到訊號改變，就會影響體內衡定機制。所謂過敏就是「不常接觸的某些菌相改變的結果」，我們觀察到的只是免疫變

得太過敏感，剖腹產的小孩出生時未吃到媽媽陰道內菌，就容易腸道菌不足而易過敏。某種菌過多，又可能引起過度發炎反應。維持一定的穩定狀態很重要。腸道是人體最大的免疫器官，有無數的Tcm記憶T細胞在腹腔，菌相改變就立刻影響免疫平衡。**對於使用免疫檢查點抗體的病人，我們常常會以電熱治療來治療其腹腔，以協助維持免疫平衡，此舉為相當先進的一種治療概念。**

癌症就像一個無法被消滅的對手，造成一個永不癒合的傷口，繼續發炎下去。其間的過程可能有段時間還算平穩，到了後期，情況可能快速惡化。特定的細胞，裝備不同的武器系統，彼此相生相剋，很難一分為二的說好人永遠是好人，壞人永遠作惡，好過頭了就變惡，惡過頭了反而萌出生機。**平衡的中心槓桿之一是巨噬細胞，**巨噬細胞傾向產生發炎反應為M1型，傾向產生抗發炎反應為M2型，發炎與抗發炎在一個良好的平衡下，一方面治好癌病，一方面無發炎反應。此平衡為動態的，醫療力幫忙把病因完全去除，自癒力自然能再度平衡。就像AIDS愛滋病一旦感染無法治癒，但若突破性的好藥發明了，一樣能治癒。

發炎反應是人類最常見的病徵（非病因）。發炎的目

的是爲了去除病因而發炎，持續修復與最終仍要維持恆定。如果最後體內恆定未達成就繼續生病。如前所述 M2 巨噬細胞、Treg、抑制型 T 細胞、抑制型 B 細胞、纖維細胞都具抗發炎能力，爲了戰場清理，戰後重建而存在，稱爲「陽」（其實爲促癌力）。同時存在的發炎細胞及發炎細胞素，如中性球、M1 巨噬細胞、NK 細胞，爲一線作戰士兵，稱爲「陰」（抑制力）。發炎並非病因，而是病因（癌）伴隨的正常現象。

抗原呈現細胞（DC）對維持免疫恆定也非常重要，比方說 DC 決定了黴菌與寄生蟲常引起的 Th17、T2 免疫反應（陽），而細菌病毒引起 Th1 及 CD8 反應（陰）。所以 DC 往哪一個方向走，決定於面對什麼樣的環境。癌細胞讓 DC 比較像對黴菌及寄生蟲那般反應，比較不會有過激的免疫反應，甚至是免疫耐受，視而不見的反應。DC 受到特定病原接受體刺激後會開始活化，活化的 DC 才會移動到淋巴結內再控制 T 細胞往哪方向走。具記憶的 T 細胞爲相對安靜的細胞，利用粒線體氧化磷酸化（OXPHOS）爲能源，一旦開始活化時又必須改變爲糖解作用，才會啟動活化。

像肌肉在必須長跑時要走糖解作用一樣。同樣的 DC

一旦受刺激就必須先走糖解作用,而且在數分鐘內發生,至少維持數小時,接著就要走粒線體代謝,如果完全沒有粒線體的協助,路走得不遠;如果最早期的糖解沒有發生,DC活化以及之後的T細胞生長就不會發生。持續的糖解,若沒有粒線體的幫忙,DC或T細胞活化不久後又會衰竭,也活得不長久,所以代謝轉換的恆定,是維持正常免疫不可或缺的。**長期而言,維持正常粒線體功能是抗發炎及維持正常免疫功能的重要手段,抗癌自癒力講求的是這個效應。**

part 4　**與癌共生勝過強度關山**

HEALTH：與癌共生就是把癌症當作慢性病來治的意思（低劑量，非毒殺的療法），透過免疫機制也就是自癒的力量，將醫療力發揮到最大。愛因斯坦說：「這世界不會被那些作惡多端的人毀滅，而是冷眼旁觀、選擇保持緘默的人。」

　　與癌共生，乍看下，像是一句口號，單方面的想與癌共生，那人家不跟你共生你能怎麼辦？其實這不過是代表把癌症當成慢性病來治的意思。眾所周知，很少有慢性病會完全好了，但大家心態上並不會那麼害怕慢性病。自從有了標靶藥在某些癌病極為成功的例子鼓舞下，再加上最近免疫治療的突破，個人覺得與癌共生這件事愈來愈接近「典範移轉（paradigm shift）」。所謂典範是指大家皆認為本該如此，卻深陷其中而不見的「教條」，目前的治療典範仍然是標準常規方法，但假以時日，此一治療典範會移轉為治療慢性病的概念。

末期癌症時再與癌宣戰，強度關山，事實上除了少數癌別外，大多數並非上策。長久以來，對於低惡度的淋巴癌、低惡度的攝護腺癌、某些慢性血癌，或是初期治療就很成功的癌（直腸癌低劑量放療化療後就完全緩解，不必去開刀。），醫師會建議停看等的方法，而不要用「除惡務盡，趕盡殺絕」的方法。問題是如何讓癌病變成「更低惡度」是解決所有問題的核心。如果還沒有一種標靶藥物出現能夠讓您的癌細胞變得「更低惡度」，就是長得更慢甚至「凋亡」，就可以嘗試其他種辦法。

　　本書前面章節提過，要惹癌細胞，就最好趕快殺死它，千萬不要既殺不死它卻又去惹它，那反而會更激起癌細胞的惡性度的。有時我們會發現原發腫瘤花了好多個月長得不是那麼快，卻因為一個手術，一場放療或化療，腫瘤消失了或明顯縮小了，但是沒多久，腫瘤卻擴散得一蹋糊塗。也就是說當原發腫瘤在那裏時，多少產生或是「維持」著某種「有用」的免疫力，雖不足以將大的原發腫瘤消滅縮小（透過免疫平衡與免疫逃避機轉，篩出抗免疫的腫瘤細胞，繼續生長），但散出去的腫瘤細胞卻因為仍然在他的「免疫清除」及「免疫平衡」兩個機制下被壓抑而不生長。一旦我們將大的原發腫瘤去掉，可能免疫鬆懈

了，或是少了那維持關鍵的「有用免疫力」，反而是得不償失。我想每一位腫瘤醫師都有幾位這樣的病例，逼他思索到底爲什麼？

累積起證據醫學是一個漫長又很花錢的過程。許多醫師皆有些「預期不到的好效果」的個案在手上，我當然也有幾位。有位年輕漂亮小姐，一塲糊塗的末期癌病（Hepatoblastoma 肝母細胞癌），以 Gemcitabine、Taxol 及 Cisplatin 五、六個療程下去，病患就痊癒了，多年後小孩子都長大了，有經驗的腫瘤內科醫師手上皆有不少位末期癌患透過標準治療而治癒的例子。也有好幾位子宮頸癌、頭頸癌、食道癌，腹部、頸部淋巴復發，僅再做放療就又長期存活，10多年來未再發病的例子。有經驗的放射腫瘤醫師手上皆有鄰近甚至遠端淋巴復發，再度局部照射而痊癒的例子。外科醫師手上有更多轉移在肺、肝的病灶，切除後而痊癒的例子。但下面這位罹患骨癌的堅強小姐例子就不多見了，化療抗藥，多線藥物以及肺轉移切除手術皆失敗，肺部轉移肋膜積水，轉移相當嚴重，竟然僅用低量放射半肺照射，1000雷德分10次治療，搭配低劑量的口服化療 Etoposide 每2天一顆，加上口服抗生素 Minocyclin，抗發炎的 Naproxin，抗過

敏的Cyproheptadine，就奇蹟式地痊癒，迄今也20多年了。這些「老藥」現在都很清楚具有改善腫瘤微環境的功效，後面〈老藥新用途〉會再介紹。最近，有了電熱療（Oncothermia）及免疫檢查點抗體，這種透過免疫力以及改善微環境達到與癌共生的例子就愈來愈多了。因為微環境內的免疫細胞組成狀態為與癌共生的關鍵。**透過「免疫的機器」（電熱療機），以及各種免疫調節的搭配，人體的自癒力量就很有可能發揮出來。不要小看免疫的自癒力，免疫能讓你生病、致命，當然也有能力把癌病治癒。**

自癒力少了醫療力，常無法發揮療效；醫療力少了自癒力，無法痊癒與修復。與癌共生不代表不作為而只做安寧緩和治療。相反的，它代表慢性病治療原則（低劑量，非毒殺）的思維。自癒力量的發揮在於打破癌細胞不容許共生的規則，必要時產生甚至傷害自己正常細胞的免疫力。除非我們介入醫療的力量，贏家通常是不守規矩的人。愛因斯坦說「這個世界不會被作惡事的人毀滅，卻會被不作為而袖手旁觀的人毀滅」，我們千萬不要讓自癒力睡著了，而引起自癒力的療法可能不是「毒殺」療法，而是透過抗發炎、抗氧化、粒線體增強以及電熱療之類的能量補充法；我持續思索這個問題！

part 5　高CP值抗癌法，避免財務毒性

HEALTH：抗癌巨大的自費醫療費用支出，被視為如同治療毒性一般可怕的財務毒性。事先與家人、醫師商量一下如何有效率的治療，大概要花多少錢，有一個財務的規劃會讓您放心許多。我們推薦幾種便宜有效，深具高CP值的作法給讀者參考。

　　醫療的費用與使用的療法當然有關，但要用多久是一個更可怕的壓力。手術及放療基本上是最便宜的，因為只用1~2次，但藥物幾乎是必須定期使用，除了健保，要善用保險，很多保險是住院才給付，所以沒有住院的科別如放射腫瘤科的自費費用部分，可趁著住院時一起繳納，是最正確的做法。**事先與家人、醫師商量一下，如何「有效率」的治療，大概要花多少錢，有一個財務的規劃會讓您放心許多。**

　　自我鼓勵與樂觀面對，是不用花錢又最有效增強免疫

自癒力的方法之一。學習放鬆，學冥想，運動導引是絕對有幫助的。有研究指出，人的精神意志力可以快速地影響蛋白的表徵，甚至比表徵藥物還快。表徵藥物提高 PD-1 抗體的效果已有許多研究。病友團體的鼓勵對堅持下去很有幫助，改善腸道菌也是相對便宜又有效的方法，把這種方法想像成在用「改變表徵」的療法，你就會很高興的做下去。

　　醫療上有幾個高 CP 值的治療方法：(1) 既便宜又能產生免疫力的方法，藉著用短暫的放射療法併用熱療儘快產生免疫力。(2) 避免不必要的標靶藥，因為標靶藥都很貴。(3) 抗發炎的藥物。(4) 老藥新用增加目前療法效果。

　　抽個血不要只看白血球、紅血球等，特別看看中性球與淋巴球比率（N 比 L 值），當中性球多，但淋巴球少，N 比 L 值很高，很多昂貴的免疫節點療法是無效的。抽血看最簡單的免疫指標變化，愈來愈差就可事先知道是不是要換藥了，再花錢做同一種療法是無效的，加別的藥很重要，但並不是加化療，而是換觀念、換方法！

　　高價值低花費的癌病治療很難去定義何為高 CP 值，因為「價值」是很難定義的。(1) 如何測量價值？ 五年存活期比較的是五年前的治療法，並非好指標。很難有客觀

的指標去號稱CP值高。(2) 專家意見通常最有價值，而且花費極少（很多醫師看病等於不用錢一樣）。(3) 報章雜誌「最新治療」、「最新技術」通常最吸睛，但「價值」也很難判定。

　　個人對於CP值「最高的」療法的獨特見解為：手術前低劑量的同步放射化療數週之後再去開刀。理由是試想一個腫瘤花了大半午的時間來長大，如果您具有足夠對抗此腫瘤的免疫力，那這個腫瘤就不會這麼長了；如果您沒有足夠的免疫力，那可能經過2個小時的手術後，足夠的免疫力就產生了嗎？ 答案是否定的。人部分的臨床試驗建議手術後採用輔助性化療或輔助性放療，但站在免疫力的立場來看，輔助性的化療或放療產生免疫力的機率也不太大。最好仕腫瘤還仕身上時花上一週到四週的時間，殺死一部分的腫瘤以便激發起免疫力，所謂「原位疫苗」的概念，其實CP值是最高的。有些癌病無論當時是否是因為激發「免疫力」的概念，臨床試驗的確已證實手術前的放射化療大多有很不錯的結果，如直腸癌、食道癌，大部分採取手前四週的治療：惡性肉瘤五週，大腸癌甚至只有一週（5次）的照射，乳癌也有以兩天的術前照射的報告。

　　個人認為短暫的數次放射手術式照射中劑量SBRT，

加上較易產生免疫力的化療藥物如 Cisplatin、Taxol、Oxaliplatin 等，劑量也不用高，目的是用以激發起一部分的免疫力。手術後。其實不一定要再追加化療或放療，如果可能，追加數次的「免疫節點抑制劑」，將免疫力拉到最高點，誠心地建議病患多採用這種以免疫為目的的聯合療法。事實上，我們正在試驗低劑量的免疫節點抑制劑加上低劑量的放射化療結合熱療在不同癌病治療上，「理論上」應有好的效果。

很多治療並非想當然耳的由醫師「個人意見」「預判」就能成真，不過既然要表達何為高 CP 值，我認為快速擁有自癒免疫力的快速放射（化療）加上熱療是 CP 值最高的療法了，這種療法過程中也不要加上什麼標靶藥，我認為加了也不見得更好。以肺癌為例，當標靶治療問世後，醫師馬上就面臨病家詢問，二期三期的肺癌，手術後到底預防性的吃標靶藥是否能增加存活期的問題。事實上，幾年後臨床試驗的結論並不支持這種做法。同理，較有效的化療為順鉑 Cisplatin 加上愛琳達 Alimta，預防性的把「好藥」使用在二／三期手術後病患，是否一定比傳統的化療 Cisplatin+溫諾平 Navelbin 要好呢？ 將第 IV 期肺癌有用的血管標靶藥癌思停 Avastin，預防性的提早來用或維持性的

使用，眞的有好處嗎？ 後來的臨床試驗答案皆非如此。

所以，「先用」好藥不見得「先贏」。因爲即使與傳統治療相比，最有效的基立克Imatinib用在胃腸道基質瘤（GIST），在第IV期就能有2年以上的有效期，但若提前在手術後高風險病患預防性的使用，其實也不見得每個臨床報告都說有用。一般的標靶藥（或化療）有效期沒那麼長，拿來預防復發當然就不見得管用了（CP值不高）。反之，肺癌以免疫檢查點抗體預防復發卻是有用的。所以，以免疫治療來預防復發應該CP值較高，但前提是已經發生了某種特異性的免疫力的病患才管用，**本書強調手術前特別加上電熱療的「原位疫苗」法，較能產生有用的記憶T細胞，免疫乃終生受用的免費藥物，這種療法CP值應很高**。

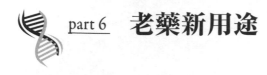

part 6　老藥新用途

HEALTH：會用老藥的醫師，應具備為病患省錢、為病患著想的性格。找到具雙殺作用的兩個老藥（A+B），其效果不一定輸給一個新的C藥。更有許多老藥可以與新藥一起併用來增加其效果。

　　癌病新藥物的發展很漫長，從實驗室裡經由細胞實驗再到動物實驗，想要開發出有潛力的藥物到能夠在臨床上使用，平均發展年限超過十年，且花費數十億台幣。為了有效率的開發，通常發現了一個可能的機轉後，藥廠（或實驗室）會大量篩檢既有已知的藥物，找到可能最有效的藥物大類後，再去修改化學式，使之為新成分新藥的候選人。大藥廠一定要開發出新藥的邏輯出發點是市場價值，但另一個小藥廠的邏輯是這麼多種老藥已過了專利期，總不乏有機制類似的切入點，讓老藥得以新生。我個人堅信找到「協同致死」作用（雙殺）的兩個老藥（A+B），其

效果不會輸給一個新的 C 藥。（見〈迷思 8〉）

　　癌細胞的弱點在於粒線體功能不良、代謝依賴特定模式以及發炎反應等，我們已有許多代謝相關的藥物用在不同的病上，其中不乏值得醫師深思後拿來應用的例子。比方說，癌細胞的行為上很像寄生蟲，許多抗寄生蟲、抗瘧疾、弓蟲病……等等的藥物都有報告能增加抗癌效果（當然應該和既有的抗癌藥併用）。利用癌細胞的粒線體功能較差的觀念來思考，生物能量發電廠粒線體從遠占以來就是細菌進入有核古菌細胞內共生，才造成大演化的結果的。所以有很多抗細菌的抗生素多少都有抗粒線體，也就是抗癌的一些效果。我們化療藥裡有一類是「抗生素」，如常用的「小紅莓」Doxorubicin、Bleomycin、Mitomycin……等等都是作用在粒線體的抗生素。發炎反應是最後引起免疫機制的必經途徑，所以抗發炎的藥物不管是阿斯匹靈或各種抗發炎藥，也常被應用到抗癌或防癌的領域來，尤其是阿斯匹靈能降低死亡率及轉移率都已在臨床試驗證實。交感神經旺盛對免疫力不好，也有直接促癌的作用，所以常用的降心律藥 β-阻斷劑也有不少臨床報告。抗憂鬱、抗精神症狀如 Phenothiazine，與經由鈣離子通道排出鈣離子或多巴胺 D2 接受體阻斷有關，也有不

錯的抗癌細胞實驗結果。在代謝藥物裡例子更多了，尤其是治療糖尿病的藥物 Metformin（二甲雙胍類），文獻證據最豐富。不僅「第二型糖尿病」的患者得到癌症的機率明顯比其他人高，糖尿病患過高的血糖也可能充分供應了癌細胞生長所需的能量。加上病患體內過高濃度的胰島素也能刺激癌細胞的增生、減少癌細胞的凋亡，進而促進腫瘤的惡化。

Metformin 主要是透過減少肝臟的葡萄糖新生、降低腸道吸收葡萄糖，來降低血液中的葡萄糖濃度，也會降低血中胰島素濃度。有許多的臨床觀察型的研究結果都暗示，長期服用 metformin 的糖尿病患者，癌症的發生風險比較低，metformin 對癌細胞的直接影響確實很明顯，尤其是在低糖狀態培養細胞時效果更明顯，癌細胞生長能明顯下降，事實上腫瘤內的葡萄糖濃度比正常細胞低很多，可能讓腫瘤細胞有機會對 Metformin 敏感。另外 Metformin 對幹細胞特別有效，也會降低移轉以及上皮間質轉換（EMT）現象。癌細胞粒線體可能會因 Metformin 而下降，但正常細胞粒線體功能卻可能更好，腫瘤耗氧減少，所以會增加 Tcm 記憶性 T 細胞之生長，在動物實驗可以觀察到增強 PD-1 抗體的效果。另外，新的抗糖尿病藥

物Pioqlitazone會增加癌細胞的凋亡反應。最近更有報告
指出Metformin加上另一種抑制DPP4的糖尿病藥能減少
轉移病灶的發生，也有報告指出降血脂藥能增加免疫細胞
功能。我們認為糖尿病的藥以及降血脂的藥因為會增加免
疫細胞的粒線體功能，所以與免疫藥物併用是一個重要方
向，最近在肝癌及胰臟癌合併化療的臨床試驗皆告失敗，
與化療併用可能並非正確的道路。我們用來和熱治療併
用，也有很好的效果。

　　包覆在基因外面的蛋白結構稱為組織蛋白（histone）
與不活動的基因緊密纏繞，製造蛋白時能轉錄的DNA序
列要由包覆在外的histone中裸露出來，組織蛋白靠甲基化
或去乙醯化改變蛋白表徵，將「抑癌基因」去乙醯化不表
達，也是一種「致癌基因」強化的方法，許多基因的表現
受了影響，容易有不正常的生長或不容易凋亡的現象，就
容易引發癌症。免疫細胞去乙醯化多，有些正面的功能就
不能表達。許多表徵用藥的老藥用在抗抽慉（癲癇）或為
利尿劑，如Valproic acid或是腸道菌產生的代謝產物丁酸
（Butyrate）等，除了在癌病領域外，也有許多用在神經退
化及阿茲海默症上。另外，也還有許多歸類為表徵用藥的
新藥正在發展中。表徵用藥包括天然產物及合成藥物透過

抗發炎、活化抑癌基因、引發凋亡、引發自噬、抑制血管生長因子、細胞週期抑制等各種理論來協助治療癌症。不過這些藥物應該與其他的老藥一起併用，**比如Metformin加上Butyrate就有相成的效果**。加上PD-1抗體更有相成效果。

　　癌細胞為了應付缺氧缺糧或治療的壓力，會啟動自噬功能來自保，將不必要的消耗減少（不合成蛋白，不合成脂肪），且將受傷的細胞內小胞器、粒線體、蛋白架構等分解再回收利用，所以也是一種自保的機制。化療、標靶藥治療中會引起自噬自保反應。很弔詭的是，增加自噬功能也可能因為過度自噬造成細胞死亡，但抑制自噬也很可能因喪失自保而凋亡。決定細胞自噬死亡或避免凋亡命運的關係與所用的藥物、細胞基礎自噬依賴程度以及細胞當時特性有關，一般而言，不易凋亡的細胞較容易自噬死亡。所以自噬抑制加上促凋亡藥是一個合理的用藥方法。

　　我們發現了一種聰明用藥的方法，一方面加強自噬功能，一方面在他最依賴時又抑制掉自噬反應，猶如加油超速後又突然煞車，很容易造成翻車一樣的道理。如圖5-2，**以自噬增強藥Rapa加上自噬晚期的抑制藥HCQ，我們發現大約1／3的高惡性抗藥失敗的病人會因此獲利**。

愈是缺氧再加上生長愈快速的腫瘤，愈容易對此療法有反應。同時，此方法也可以增加某些使用標靶藥Anti-PD1抗體失敗病人再度獲得有效的機會。此配方也會加強電熱療的效果，可謂小兵立大功。

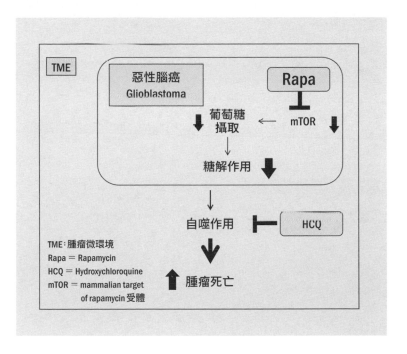

▲ 圖5-2　以最惡性腦癌為例，Rapa抑制葡萄糖攝取造成癌細胞的糖解作用下降。癌細胞為了活下去，會增加自身的自噬作用。使用HCQ來抑制自噬作用，會加重癌症細胞的死亡。這種造成 1+1>2 的死亡方式，稱為合成致死（synthetic lethality），也就是雙殺用藥法。

表5-1 常用的老藥具部份抗腫瘤功效

魚油 抗發炎 阿斯匹靈	→ 抗發炎 → 抗發炎 → 加強免疫功能 → 抗發炎 抗血栓
糖尿病藥 降血糖藥 降血脂藥 抗氧化劑 （薑黃、白藜蘆醇、蘿蔔硫素）	→ 幫助免疫細胞粒線體功能以及抑制 癌細胞粒線體
抗生素類	→ 抑制癌粒線體
高劑量維生素C	→ 抑制癌糖解作用
顯表徵藥物	→ 加強免疫功能
腸道健康 益生素	→ 抗發炎、增進免疫
交感神經抑制 抗過敏	→ 幫助免疫
抗瘧疾藥	→ 自噬抑制劑
介白素2	→ 加強免疫功能
電熱療	→ 改善腫瘤微環境 改善免疫細胞粒線體功能
氫離子阻斷	→ 改善酸化
氧氣	→ 改善腫瘤微環境 改善粒線體功能
標靶藥 (Imatinib, Sunitinib, Tarceva)	→ 加強免疫功能
骨鬆藥	→ 加強免疫功能
抗蛔蟲藥	→ 抑制有絲分裂
抗線蟲藥	→ 加速凋亡

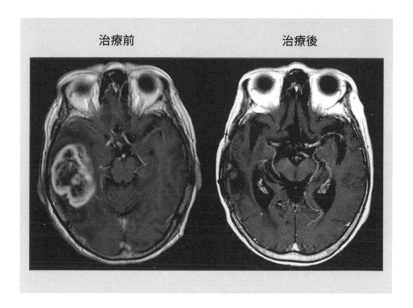

▲ 圖5-3　惡性腦瘤是一個致死率相當高的疾病，經過標準的手術及化放療，平均存活時間不到兩年。這位病人在標準治療結束後持續使用Rapa／HCQ，已超過5年並未復發，且維持不錯生活品質。

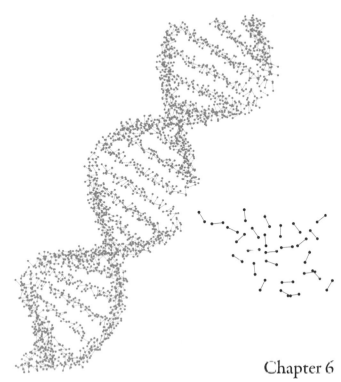

Chapter 6

調整起居作息
避免癌症上身

　　追求健康的身心狀態是每個人的願望，我們可以
改善睡眠品質、飲食方式、做好壓力與情緒管理、建
立能夠讓自己走出去的人際關係。讓我們透過每日練
習自癒力健身活動，達到「自己的癌症自己救」的最
終目的。

part 1　**良好睡眠品質**

HEALTH：一般人想要遠離癌症，或是癌症患者想要在治療期間有較好的抗壓能力，以及加快治療後的恢復，調整日常起居作息是關鍵的第一步，從睡眠、飲食、運動等等各方面養成良好習慣，加上情緒管理與調適，將有機會讓自己愈活愈健康。

　　喜悅健康診所健康顧問 Andrew Nicholls 指出，人體由細胞所組成，是構成生命健康的基礎，科學家估計人體約四十至六十兆個、兩百餘種的細胞，其功能、大小、形狀、壽命互異，形成各種組織與器官。身體每個細胞都有它的生命週期，長短不一，有的一天、一年，通常體內的細胞壽命約一到四周，大部分約爲廿一天。紅血球生命週期是一百廿天，有的神經細胞和骨骼細胞甚至幾十年，約可與人同壽，而全身每天都有以億爲計的細胞凋零與新生。

　　睡眠與八十幾種疾病相關聯，良好的睡眠品質，可使人體順利地進行各項修復工作。讓我們的神經系統重新設

定，健全交感神經與副交感神經，幫助身體達到平衡的初始狀態。

睡眠週期（Sleep cycle）：

在睡眠狀態中，分成「快速動眼期」（REM 又稱快波睡眠）和「非快速動眼期」（NREM 又稱慢波睡眠）交替出現。

「快速動眼期」——可讓腦部製造新神經細胞、排除老廢物質，體內各種代謝都明顯增加。此時期會產生去同步化且快速的腦波和眼球運動，肌肉張力鬆弛以及體溫、血壓降低，體內恆定中止。大腦在此期間使用的能量明顯減少，以便在低活躍的區域補充可以儲存、傳遞細胞能量的三磷酸腺苷（adenosine triphosphate, ATP）。同時，腦組織蛋白合成，並累積能量。這是做夢的主要時段。

一般人每個快速動眼期可能是五至二十分鐘。在新生嬰兒十七小時睡眠時間中，有一半皆為快速動眼期。

「非快速動眼期」——在此期間，大腦從腦波高度活躍的不穩定狀態，逐漸進入腦波活動較緩慢的穩定狀態。

不穩定狀態為由圖 6-1 中的第一階段和第二階段部

分所組成，此時腦部進行資訊處理；而穩定時期由部分第二階段和第三階段所組成，大腦由 θ 波 (Theta) 和 δ 波 (Delta) 所主導，除了整理、拒絕部分資訊並儲存到我們的長期記憶中。在慢波睡眠中，我們會大量分泌生長激素，這對於身體的健康、成長與修復是有益的。

一個完整的睡眠週期平均需要九十分鐘，每晚會有四至六個週期。從非快速動眼期第一階段的入睡期開始，接著依序進入第二階段、第三階段，再回到第二階段，到達快速動眼期。如果中間受到干擾，精神狀況與記憶力都會

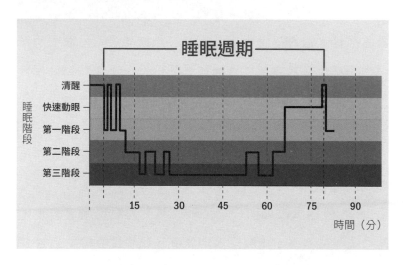

▲ 圖6-1　睡眠週期圖。

受到影響。

深度睡眠能對身體產生修復，快速動眼期則能對記憶力與專注力修復。現在的睡眠科技已經可以使用EEG（腦電圖・腦）、EOG（眼電圖・眼球運動）和EMG（肌電圖・肌肉）來測量睡眠，還可以使用與HRV（心率變異）高度相關的ECG（心電圖）來確定睡眠狀態和交感神經、副交感神經系統的活動。

睡眠順序（Sequence for sleep）：

想要有較佳的睡眠品質，建議晚上早一點入睡。比較理想的是，在最初的兩個睡眠週期中，有較長時間的非快速動眼期（第三階段），這時大多為生理上的修復，因此晚上早一點睡覺能夠利用此睡眠週期的節律來輔助修復及強化免疫力。因此，建議在晚上十點到十點半之間上床準備睡覺來使這個效果最大化。

我們會在快速動眼期結束時自然甦醒，而這也是早晨的最佳狀態，因此建議盡量讓自己自然清醒，或是使用聲音輕柔緩慢的鬧鈴。

想要有健康的身心狀態，建議大家養成良好的睡眠順序習慣。舉例如下：

目標：在晚上十點半以前上床準備睡覺

晚上6-8點——結束所有進食。

晚上9點——關閉電子設備。進行芳香療法或輕香氛蠟燭。燈光調降一半亮度。

晚上9點15分——熱水澡或淋浴，也可考慮用粗鹽或瀉鹽熱水泡腳。

晚上9點30分——點亮蠟燭並使用最少的電氣照明。拉上窗簾。柔和的古典音樂，如巴哈（Bach）或韋瓦第（Vivaldi）。

晚上9點40分——輕柔的伸展運動或肌筋膜按摩（球或泡綿滾筒）。

晚上10點——在紙本筆記本上寫日記、想法或明天待辦的事情（透過燭光）。

晚上10點15分——進行5-15分鐘的靜心冥想，呼吸放鬆、吹熄蠟燭。

晚上10點30分——確保房間完全變暗並且上床睡覺。

想要有良好的睡眠品質，首先要能夠提升副交感神經系統、降低交感神經系統的刺激，以幫助放鬆入眠。無論是健康人或是癌病患者皆可透過以下幾種好眠方式：

(1) 留意房間布置，特別是窗簾的遮光性。保持臥室黑暗，可使人體生理時鐘的節律不被擾亂，維持免疫系統正常運作。

(2) 睡前一小時關機，包括手機和電腦電視。明亮的光線會讓大腦誤以為此刻應該保持清醒。關機也能避免電子和離子游離環境中，干擾睡眠，影響人體褪黑激素的分泌。

(3) 寵物療法。以溫和的寵物為主，例如：貓咪會發出類似呼嚕呼嚕的呼吸聲音，讓人放鬆。

(4) 若有睡眠問題，可以考慮使用環境中的「白噪音」（White Noise）。「白噪音」是睡眠環境中的一種低分貝聲音頻率，約0～20KHZ規律均勻的呈現，有如收音機或電視空白頻道的沙沙雜訊聲或潺潺流水聲。研究顯示，白噪音讓環境背景聲音穩定、單調的流動，可以過濾和掩蓋擾亂的噪音如汽車、狗叫聲、打鼾聲。這種連續的低分貝聲音能促進心情的平靜，幫助放鬆，使人保持睡眠狀態。有醫療院所改善病患睡眠品質，以錄音帶開出白噪音處方，反應頗佳。研究發現，白噪音若與腦波同步，更有助於睡眠品質。

(5) 芳香療法（Aromatherapy）。可以使用薰衣草等精油，抹在枕頭上或是滴在枕頭反面，讓氣味慢慢飄散出

來，透過嗅覺的放鬆來增加睡意。也有人在室內放置植物或水果助眠。

(6) 深層的呼吸與靜心冥想。

(7) 偶爾使用蠟燭。燭火的光度、熱度和形態樣貌，可以協助人放鬆。

(8) 適量飲用部分讓人舒緩的花草茶。

(9) 輕柔的伸展運動或內臟按摩（例如下述的「肝臟舞」）。

睡覺時，肝臟的淨化與排毒便是身體修復的重要工作之一。半夜一到三點是肝臟排毒的時候，排毒需在熟睡中進行。建議每天睡前做此「肝臟舞」。

日常生活中從空氣、食物等等各方面所接觸到的污染毒素，必須進行代謝，而肝臟便是處理解毒的重要器官，淨化肝臟才能減輕人體的負擔。建議平時可進行一種身體保健、內臟按摩的「**肝臟舞**」（liver dance，如圖6-2），也可當成輕鬆的活動。動作首先將右手放在右側肋骨，左手掌貼右手，然後，右手手指可以靠近肋骨內側，讓右側肋骨帶動肝臟，緩慢舞動朝右舒張、再往左去擠壓，所以往右打開、往左擠壓，就好像在按摩身體與內臟一樣，

然後，再往前展開肋骨、往後縮是關閉，接著用身體畫圓形，分別以順時針和逆時針畫圈圈，頭部、髖部盡量保持不動，肋骨範圍左右、前後以畫圓方式移動。

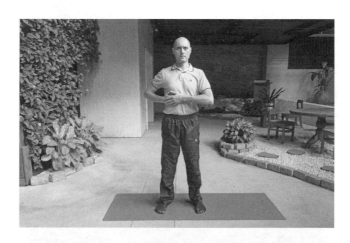

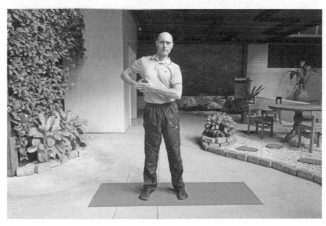

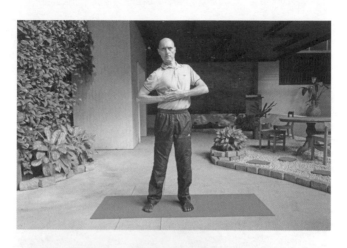

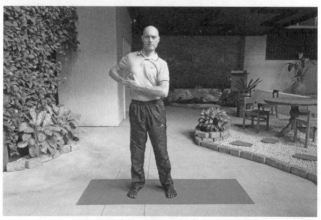

▲ 圖6-2 肝臟舞。（Andrew 示範）

part 2　**活動／運動**

HEALTH：運動可以讓人感受自己的身體，運動與活動應該是人生的經常體驗。人健康最重要的關鍵是在活動，而運動只是活動的一部分，簡單的像是呼吸，便是一種生活體驗，而不是只有跑步、游泳才是對身體有益的運動，最重要的是，大家要勇於去察覺自己的身體，並且在不同的條件下給予挑戰。　⊞▬

　　農業社會有足夠的活動量，兩百年以前沒有所謂「運動」這回事，因為現在生活的內容與形態，靜態的內容增加，減少了活動和運動的元素，這種生活相對是比較不豐富的，如果每天都能夠走走、運動，生活就會增加很多健康賦能的元素。

　　Andrew 指出，運動對身體健康的系統有多種影響和益處，包括：刺激新陳代謝（Metabolic）的運作、促進淋巴系統（Lymphatic）的功能、體態（Postural）的調整、刺激神經（Neural）與心理（Psychological）的運作，以

及生活型態上的多種益處（睡眠、社交、生活習慣／規律）。

新陳代謝（Metabolic）可維持良好的血液循環和身體所需能量的水平。

人體儲存的能量有多種來源，一公克的醣類與蛋白質能提供4大卡的熱量，一公克脂肪爲9大卡。從新陳代謝的觀點，可以用運動方式去刺激消耗不同的能量。

研究顯示，過多的體脂肪（經由生活型態而產生的）會增加罹癌風險，把我們的飲食習慣調整成健康飲食尤其重要，而運動可幫助我們維持理想的體態，所以飲食和運動有如一體兩面，缺一不可。油脂和儲存的體脂肪是極有效能的能量來源，因此保持身體理想的脂肪水平需要長期的觀察、搭配定期的運動，以幫助維持一整天、一周、幾個月，甚至是往後日子的高新陳代謝率，讓身體保持燃燒多餘能量的能力、排除體內過多的脂肪組織，以維持日常身體所需能量水平。

平均而言，建議透過每日消耗300-600大卡的活動量來增加代謝值，圖表中的建議提供讀者們參考，以便衡量自己需要多長時間的活動量來燃燒卡路里。請注意，不同的運動或多或少都能有效燃燒能量，包括後面所提供的阻

表6-1 活動時熱量燃燒平均值

熱量燃燒 \ 體重	50公斤	75公斤
每小時活動	大卡熱量／克葡萄糖	大卡熱量／克葡萄糖
睡眠	45大卡／11克	70大卡／17克
坐姿／辦公	55大卡／14克	80大卡／20克
站姿	100大卡／25克	150大卡／40克
外出／逛街	130大卡／32克	190大卡／45克
行走	200大卡／50克	285大卡／70克
慢跑	430大卡／105克	750大卡／190克
5分鐘間歇運動	35大卡／9克	50大卡／12克

力訓練,可以增加肌肉力量與密度,以協助你透過運動提升全身的新陳代謝。

淋巴(Lymphatic)淋巴液會從組織液滲透出來,會到胸管鎖骨再回到血液中,當身體某處受到感染,淋巴結就容易腫大,而透過特定的療法或技巧能夠幫助淋巴系統順暢的流動。我們會在〈自癒力健身活動〉中分享部分技巧。

透過動態活動和按摩,可以促進淋巴液的流動,讓我們的淋巴末端更順暢的回到淋巴系統的中央來製造。淋

巴系統是開放式管狀系統，遠比我們的循環系統巡行範圍還要廣泛。有別於心血管系統，淋巴系統並沒有類似泵壓的功能，然而它依然有一些能幫助淋巴流動的機制。它扮演的角色是清洗體內的代謝副產物和毒素，並為所有細胞提供足夠的水分，而一個乾淨、水分充足、流動的淋巴系統，代表著細胞代謝的廢棄物能被迅速且有效率地清除。如果這些廢棄物沒有被清除並漸漸地在細胞內或細胞周遭堆積的話，這些毒素負荷會導致發生DNA突變的風險。

我們主要透過動作來清潔淋巴系統，並協助淋巴回流到中央處理區域。其一是經由皮膚、肌肉和韌帶在外圍的淋巴管上摩擦運動，以助於加壓淋巴液返回脾臟和肝臟的中央淋巴處理系統。其二是透過按摩、高壓艙或水中的外部壓力，例如游泳等，幫助淋巴液返回中央處理區域（胸椎中段）。泡溫泉與洗三溫暖也是一種方法，透過冷水熱水交替三次，從攝氏十幾度到三、四十度，可以使交感、副交感神經系統不斷的交替作用，以及血液與淋巴從皮膚表層到深層運作。其三是透過重力，倒立和部分倒立的動作，有助淋巴回流。

Andrew特別設計動作用來幫助增加淋巴流動，通過四肢的大流量運動，所帶來的不同重力關係，將有助於淋巴

液返回中央處理區域，此外，呼吸是淋巴清潔的一個非常重要的部分，因此這些動作練習時的呼吸方式也同等重要。

體態（Postural）身體的骨骼系統是由肌肉、韌帶、肌腱以及筋膜支撐起來的，而嵌入在上述所有其中的就是器官。大多數的器官都是懸掛在身體骨架上，並且需要透過其懸掛所產生的減壓力來進行良好的運作。肢體動作可以為身體器官提供低壓力和高壓力的刺激，產生如幫浦一般的清理效果。

每一個器官都是懸掛的狀態，如果我們姿勢不良，體內器官通常會受到擠壓，這會破壞細胞壁的完整性，甚至產生永久性細胞壁結構變化，而影響健康，因此身體健康所需的運動，應當旨在使身體恢復良好姿勢的完整性。

一般而言，細胞形狀概分為圓的與扁的，圓的細胞通常是荷爾蒙或者是酶類的，扁的細胞大多是結構性的組織細胞。如果我們的姿勢不良，則會壓縮圓形細胞，它們可能會像扁平細胞那樣功能失調。圓形細胞通常是製造激素和酶類的細胞，如果它們喪失功能，它可能會影響到激素的平衡，例如通過器官或組織來影響消化、排毒和礦物質輸送，以幫助身體正常運作。長期不良的姿勢或習慣（像駝背），導致扁平細胞變成「組織」，就像皮膚、韌帶或

看似結構型的多餘細胞，更容易發生堵塞的現象。本章第七節的運動，可以讓細胞維持其功能性，達到舒展的狀態，發揮其最佳功能。

透過運動練習，能幫助自己保持姿勢的完整性，讓身體的健康系統與器官，盡其所能地發揮應有功能。彼拉提斯、費登奎斯技法、太極拳、瑜伽和良好的肌力訓練計劃等練習，皆有助於迅速且有力地改善姿勢。

神經系統（Neural system）神經系統中主要的是大腦和神經叢，神經細胞與神經細胞以電位差跳電方式傳遞，來幫助細胞獲得足夠的能量來運作。

神經系統負責在器官和體內細胞中進行交感神經和副交感神經的活動。交感神經系統（SNS）和副交感神經系統（PSNS），為什麼重要呢？

身體的正常運作，自律神經系統扮演重要角色，自律神經系統又分交感、副交感神經。交感神經會產生壓力荷爾蒙讓神經傳導物質分泌比較多，以刺激我們心跳加快、血管收縮、呼吸加快，交感神經系統也被稱為「戰鬥或逃跑系統」，它是即時的能量，讓人立即清醒並逃離危險。如果您身後突然有巨大的聲響，或者不小心絆倒了，交感神經系統將會啟動身體保護機制，並讓相關肌肉立即發揮

作用以保護身體安全。腎上腺素和皮質醇是被激發的激素，我們的心率會迅速上升，以幫助輸送血液到肌肉來反應。平時，有人喝咖啡或其他刺激物，也可以暫時刺激交感神經系統，達到類似效果。

與交感相反的系統是負責「休息和消化」的副交感神經系統，能讓人平靜快樂、休息睡眠。它負責降低心率，將血液輸送到消化系統並放鬆全身。睡眠可以活躍副交感神經系統，讓身體獲得良好的修復和療癒。

人體在動的時候，交感神經興奮，動完之後，副交感神經興奮而促進身體放鬆。如果一個人不運動、又長期處在壓力焦慮的情況下，一直處在「要抵抗和要打仗或逃跑」的狀況下，是沒有辦法放鬆的，過度的壓力，一直被交感神經壓迫著，會降低副交感神經系統的有效性和功能，造成神經系統的蹺蹺板失衡。交感神經張力過度的人往往會更加緊張，因此會釋放更多的壓力荷爾蒙進入體內，進而增加罹患癌症的風險；交感神經張力降低或副交感神經張力增加的人可能缺乏代謝活動和對身體器官的適當刺激，而無法保持身體的健壯、活動能力和適應性。

我們需要保持兩者的平衡，而運動、呼吸和冥想都是很好的方法。運動是平衡這些刺激和放鬆神經系統的重要

方法，呼吸和心率都能促進良好的神經張力，也能創造神經活動的平衡。它們是互補系統，但各自都需要適當的條件才能正常運作。例如，我們不會在進食後立即進行劇烈運動，因為它很容易打斷消化。同樣地，睡前過度刺激的遊戲、噪音或電視節目會擾亂睡眠週期。

科學已經證明，運動對改善焦慮、憂鬱效果甚好，這也是癌症患者為什麼需要開始規律運動的原因，患者可以調節自律神經新陳代謝，運動完之後，身體會啟動免疫機制開始做組織的修復。

心理因素（Psychological factors）如前面所述，壓力可以產生許多神經反應。我們的心智也會產生許多壓力反應，而這些心理和情感因素往往被癌症患者或其家庭成員所忽略。美國和瑞典學者均曾有長期研究發現到，許多癌症的發生與擴展，與情緒等心理、生理機制不無關聯，不良情緒降低人體免疫力，並導致癌變。

在面對癌症時，幫助管理心理壓力的方法是絕對必要的。除了運動，Andrew 強烈建議學習一些壓力管理的靜心冥想，其中包括觀想和肯定練習，以幫助強化你的療癒信念和方向。這可以結合呼吸練習，以幫助重新激活淋巴系統。

研究證實，跟寵物或其他溫和的動物互動，對幫助

平靜心靈和釋放壓力具有正面的效果。試著每週一次或多次到公園、山上、河邊或海邊散步，以減輕心理壓力。有些人發現，寫日記或定期與所愛的人聊天交流，對他們的感受是非常有幫助的。如果您正在幫助朋友或伴侶度過心理壓力，最重要的是不要評斷或貶低他們的感受。不要說「你不應該感到害怕或沮喪」，而應使用像這樣的語句「我了解你非常有壓力和擔心，我希望你知道我在這裡是為了你。我能為你做些什麼呢？」。不要假設自己認為有幫助的就是患者所需要的。他們大多不需要建議，他們需要別人的聆聽。

　　活動／運動在心理上的幫助已被廣泛地推廣。毫無疑問，運動有助於塑造穩定、從容且適應力強的個性，患有憂鬱症、壓力過大或是情緒不穩的人，可以在定期運動計畫中得到很大的幫助。特別是，當醫師宣告罹患癌症時，無論是癌症病人、周遭家人，甚至是親友都會對此感到恐懼和擔憂，運動是緩解這種擔憂的好方法。一個規律的運動計畫會建立一個更堅強而平靜的心靈，能夠提供更有效的能量，對治療有輔助作用，並幫忙營造健康的社會聯絡網。

　　生活型態（Lifestyle）生活型態必須正向的調整。運

動是良好生活型態的重要基礎，因此，需要將運動提升到正確的地位，以強健身體來消除癌症負荷。

　　將定期鍛鍊融入生活方式中的好處很多，它可以幫助我們更好地睡眠、更有效且更快地控制壓力、增強社交凝聚感、改善自己與家人和朋友之間的關係，並讓自己接觸自然和連結更高的自我意識。這些對於任何面臨癌症問題的人，都是非常重要的。

　　生活在當今社會不是件容易的事，由於人口密度高，人們經常處於高壓狀態，許多健康生活的元素因此都缺乏。生活型態跟習慣的建立有關，養成良好的習慣才能給予我們一個無可取代的健康生活。規律的運動系統有多種好處，無論你是在努力預防癌症、已罹患癌症還是與自己所愛的人一起經歷癌症的治療，無論在治療期間或治療後，規律和正確的運動生活方式，是建立健康生活的基本工具，這幾種族群的運動方法與原則都類似，差別只是在密集強度，將動作做到完美不是最終目的，它是一個恢復健康過程的開始。試試看，慢慢做動作，你會享受到找回元氣、充滿活力的美好感受。（詳見第七節〈自癒力健身活動〉）

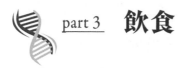

part 3　飲食

HEALTH：美國國家癌症研究所曾經指出，「長期的慢性發炎可能會造成DNA的受損，進而導致癌症發生。」癌病患者的腫瘤發展方向有兩種，一是持續生長、一是得到抑制或緩解。我們希望透過自己最能控制的飲食，來避免癌細胞的生長與擴大，讓自己更健康。

　　癌症患者的飲食，宜選擇可以抑制癌細胞生長、減少身體發炎，並且有排毒效果的鹼性食物，包括：纖維素、礦物質、抗氧化成分含量高以及具有生理活性物質的植物與新鮮蔬果。植物纖維在消化過程中，會釋放出植化素——它有抗發炎及清潔的效果，能刺激免疫系統、幫助DNA修復，減少罹癌風險，患者每日宜攝取多種蔬果。

　　胰島素是刺激細胞生長的主要因素，對於癌細胞生長也同樣如此，所以我們需要盡可能控制胰島素水平。當血糖水平較高時，胰島素就會分泌，這通常來自糖和精製

澱粉，如白麵粉、蛋糕、餅乾和許多加工休閒食品。特別是含糖飲料，包括市售罐裝飲料，果汁飲料（不是新鮮果汁，新鮮果汁雖然具有較少的胰島素刺激作用，仍應適量以較低的頻率飲用）。市面上以奶油和糖漿「妝點」的咖啡，對血糖和胰島素水平會有災難性的影響。

高脂肪飲食的問題之一是脂肪（許多熟食、肉類和零食中均可看見），會被快速地吸收進入血液中，而且會覆蓋住原先應當要攝取血液中糖分的肌肉細胞。因此，同一餐中出現高脂肪和刺激胰島素分泌的食物是一種危險的組合。來自血液的脂肪阻斷細胞的胰島素受體，胰島素不能將糖儲存在肌肉中，因此便會將其儲存為脂肪組織或附著在內臟上，例如肝臟。

研究顯示，飲食與腫瘤的生長有顯著關聯，過量的動物性蛋白質攝取與荷爾蒙將可能導致腫瘤的擴大，食物攝取時應多留意避免，如：糖類、動物性油脂以及蛋白質。特別是高油脂及有加工的肉類（亞硝酸鹽含量高），最好別碰。澱粉和糖類，進入血液中會有很多癌細胞去擷取，這些被認為是餵養它們很好的食物。所以說，患者需要運動是極其重要的，讓肌肉細胞搶先消耗掉體內的糖，不會去養大癌細胞。

　　過量蛋白質（膳食中的攝取量，以及餐點中蛋白質被吸收的速度，如身體對蛋白質粉、肉類和牛奶等濃縮蛋白質吸收很快，此二因素會導致體內含量容易過高）會被轉化為肝臟中的血糖，也會刺激胰島素分泌。因此，蛋白質也會像血液中過量的精製澱粉和糖一樣作用，刺激胰島素分泌。故建議將蛋白質攝取量保持在每餐二十克以下，除非它們是全食植物性蛋白質，後者由於其固有的蛋白質結構可以減緩消化速度，因此吸收較慢。

　　調節胰島素的關鍵，在於每餐中攝入更多的全植食物（Whole Food Plant-Based），建議讀者逐步建立這個有益一生的飲食習慣。目標是一天要吃十份或更多的蔬菜，每一種蔬菜量大約半碗到一碗，建議每天攝取三十至五十克纖維，像南瓜、番薯，連皮與打碎的籽一起進食，是抗癌非常好的食物。每天至少一餐五穀雜糧飯，完全避免精緻加工的白米、白麵等澱粉類。如欲攝取澱粉類食物，則最好在運動之後。

　　在飲食方式上，間歇性斷食對預防疾病有相當程度的助益。簡單的間歇性斷食，可於二十四小時內有十六個小時不吃，例如：從六點晚餐過後到隔天上午十點再進食，目的是一段時間抑制胰島素分泌，讓血糖保持在相對正

常、平穩的狀態。

下列為良好的高纖蔬果及穀類：

黃豌豆仁	豌豆	梨
煮過一杯＝16克	煮過一杯＝9克	一顆＝6.5克
紅扁豆	黑莓	青花菜
煮過一杯＝15克	一杯＝8.5克	煮過一杯＝5克
酪梨	覆盆莓	結球甘藍
一個＝13克	一杯＝8克	煮過一杯＝4克
朝鮮薊	椰子	燕麥
一杯＝9.6克	一杯＝7克	煮過一杯＝4克

part 4　**壓力與情緒管理**

HEALTH：壓力可以像一個溫和的鐘形曲線，如果壓力不足或是壓力過多，則以 U 形曲線來呈現，對身體都是不利的。比較理想的狀態是有良性的正面壓力，如果我們的壓力過少，沒有辦法起床去工作，或是壓力長期處於高壓狀態，細胞會處於爭取生存的機制，很容易變成過勞。　⊕▬

　　從演化的角度來看，人類以往的壓力都是短期的壓力、一陣一陣的，舉例來說，過去，面對獅子和老虎，我們會拔腿逃跑，這是短期的壓力來源，有趣的是，透過逃命這個活動過程，反而可以去消耗體內的壓力，事後，使我們容易回到放鬆的狀態。壓力是生理上的感受，其能量需要去釋放，就如動物追來就害怕，或是我們站在懸崖邊的時候，會害怕掉下去，這是透過恐懼去抒發掉能量，有時也有人會用不同方式來呈現，例如有人會以大笑來抒發所面臨的恐懼。

情緒並不是能量本身,只是一種能量在釋放過程的表現,所以,一般是沒有辦法去測量身體中的情緒指數,只能看到情緒所表現出來的狀態。前述的生氣或恐懼情緒,是來自於恐懼的荷爾蒙,若缺乏管道釋放,就會在身體裡滯留,形成對健康不好的能量。

　　癌症病人和家屬如果有情緒,以害怕的形式出現,將會讓自己變得情緒化。壓力的管理就是要去了解為什麼會有不好的情緒產生,以癌症患者為例,第一個會有的情緒,就是對於死亡的深層恐懼,其次,是對病痛與治療的痛苦有所恐懼,再來,是因為生病對家人感到憤怒與恐懼而且沒有感覺到被關愛。

　　恐懼和負面情緒會強烈地影響一個人的健康,它們會抑制免疫系統的功能。像皮質醇這樣的壓力荷爾蒙會抑制白血球細胞的製造,並可能使負責調節免疫系統的甲狀腺和腎上腺發生「燒盡」的效應。恐懼會限制呼吸的深度和速度,這兩者都會對血液和細胞的氧合作用產生負面影響。應該如何消除恐懼所帶來的負面影響?

　　第一點,要辨識自己的情緒並透過正面管道來抒發。

　　知道生病的反應經常是一個會讓人恐懼的情緒,首先,不要去否認這個情緒,它是一種能量,一個震動頻

率，之後，是需要找個管道來抒發。當病患得知罹患癌病時，家屬及周遭的親友不是要告訴他：「你應該要怎樣」，而是幫助他透過建設性的方法、在正面有愛的環境裡頭去抒發與宣洩情緒。

表達情緒的方式有負面和正面。負面表達，表示你將痛苦的情緒抒發、投射到身邊的人（也可能是動物）。正向的表達，可以讓你將生理上的情緒排出你的身體且不會傷害任何人或物。例如，有些人發現像拳擊訓練這樣的特定運動對此非常有用，因為他們可以將大量的憤怒或挫敗感釋放到沙包或訓練手套中。需要注意的是，抒發情緒的過程避免過度運動或壓迫身體。有些人可能會選擇去卡拉OK的隔音房間去尖叫、吶喊，或是大聲唱歌，這是屬於有幫助的生理釋放。

沖洗冷或熱水澡、游泳、在海灘或森林中散步、撫摸動物或去公園聆聽觀看孩子們喜樂地玩耍，也是可選擇的方式。我們需要氧氣讓細胞良好且乾淨地運作。走入新鮮空氣的環境中，敞開胸口和肺部，深深地呼吸，以消除恐懼和擔憂對身體產生的負面影響。不要因為害怕或擔心而感到難過或羞恥，接受自己的害怕和擔心，並逐步規劃走出這種狀態，透過深層呼吸、靜心冥想、運動、與朋友

和家人互動以及與大自然相處等，培養持久規律的生活習慣，來讓自己變得更健康。避免透過吃東西、喝飲料或嚼口香糖來應對壓力。這些習慣很容易導致更具破壞性的不良習慣，如吸菸、酗酒和過量飲食等問題。

　　以上做法對所有的情緒都適用，不只是憤怒、嫉妒、驕傲、恐懼……這些負面的情緒，其他毀滅性的因子還包括：無助感、不接受、罪惡感、羞恥、懈怠、漠不關心、無動於衷等等。如果自己或是身邊的人罹患癌症，必定是周遭有這些負面的能量，而抒發的方法很多，無論是透過運動，或者是出去走走，或是深層的呼吸，都需要透過實際身體上的行動，來把這些不好的能量都發洩出去。

　　其次，要預防後面的情緒陸續發生，可以依照「時間軸」來進行。如果親友自以為好心勸慰患者「不要有憤世嫉俗情緒」、「應該要珍惜現在啊」……等等，久而久之，患者反而會心生憎恨。至於已經生病一段時間、正在調養者，應該先要把過去的情緒抒發掉，再從過去、現在、未來的「時間軸」來進行，一步步的先把過去負面情緒抒發掉，然後再處理「從過去到現在」的情緒，再學習「活在當下」，以及「從現在到未來」如何學習去預防負面情緒的產生。

part 5　人際關係 走出去

HEALTH：從娘胎出生，我們便不斷地透過周遭的關係尋找神聖的愛，嬰兒時期，會尋求父母親的照顧和關愛。

愛 (Love)

如果孩提時期尋求關愛的過程，因故遭到父母拒絕，小小心靈就會受到傷害、疑惑大人為什麼不愛我，此時，小孩可能會做出的兩種反應是：第一種可能是做出故意吸引父母的言行或是討好父母，不希望父母離開他的身邊。第二種剛好相反，他會故意製造麻煩或窘境，把東西亂丟，想要引起父母的注意。帶著這種心態成長的小孩，長大成人後，無論是遇到男女朋友或是工作同事、配偶，他都會不斷的在尋找那種愛，便以吸菸、酗酒等等傷害自己的方式來引起別人關注，並且企圖藉以使對方關愛自己。

其實，這是因為自我關係的破碎、卻投射在他人身上所致，當他人並沒有給予我們所期待的關愛時，罹患疾病

是一個最能獲得眾人關愛的方式，因為病情嚴重，所以周遭所有的人都會把關愛放在病人的身上，這似乎有可能是一種潛意識所造成的現象，這並不表示我們故意想生病，而是潛意識在孩童的時期缺乏愛，我們內在需要愛的連結。

我們透過前述種種方法，逐步釋懷，以真誠與人溝通、保持愉悅平靜，適度敞開心胸並對他人保持同理心，將可贏得更多的友誼與親情。許多研究顯示，擁有強大支持的家庭，包括幫助諮商和改善關係的醫務人員，對於戰勝癌症非常有助益。強烈建議患者找到癌症支持小組的團體治療，並尋求訓練有素的專業人員的幫助，一起解決並度過這種疾病的心理重擔。

喜悅健康診所

part 6　**身心合一**

HEALTH：每個人在與他人建立關係之前，要先加強自我關係，方法就是透過自我述說、問自己問題，譬如：「為什麼我在這裡？」、「此生我想要做什麼事情？」。也可以透過諮詢、參與找到一群可以支持自己、理念相仿、價值相近的團體，從中去找到自己是誰，感覺到自己跟自己在一起，這個過程也就是「身心合一」，就是靈，這是一個「全人」的狀態。社會中很多人都否定自己具有全人的狀態，身心合一，是一個自己發覺、了解自己的過程。

真實案例：有位朋友兩年前罹癌，這生病過程讓他學習到了平和，他發現如果他會被治癒而能活下去，他將會感到開心，但是如果他無法治癒了，他也明白，這是他的人生必須學習與接受的功課，他內心也是平和的。

要找到身心合一的自己，就要去找到自己生命的目的，去連結自己的身心靈。然後，要循著這條路、如此也

生活著。

　　有一句諺語說：「你如何得知自己已經成就了人生目
標？如果你還活在這世上，表示你的目標尚未達成，還需
努力！」所以如果自己還活著，即使患有癌症，也代表著
還是要去尋找自己人生的目的，假如是周遭的親朋好友罹
患癌症，自己還是要找到自己的目的也同時幫助患者找到
他們的生存目標，也或許，患者生病的歷程正是生命中的
功課，也說不定。

part 7　**自癒力健身活動**

活動設計與示範／Andrew Nicholls・攝影／陳旻苹

HEALTH：規律的運動系統有多種好處，不論有人是
否有罹癌或是希望能預防癌症，都能從運動中獲益。
本書所提供的動作和建議，能讓您藉由定期運動，開
始進入健康、有活力的生活。　　　　　　　　　　

背部伸展（Back Extension）

　　背部伸展運動需要小心地進行，背部最長的肌肉會和
大腿後側肌群協同運作，想要有良好的姿勢，背部伸展運動
是很重要的。在動作過程中，比較理想的是能夠有脊椎的
分節活動，也就是姿勢看起來是從脊椎一節節向上延伸的。

　　讓我們先從坐姿的版本開始練習幾週，再進行後面的
站姿版本。

　　▲坐姿——坐在椅子前緣處；身體從頭頂開始往前往
下捲直到手碰到兩腿之間的地板；再從手、胸部和頭部向
天花板的方向延展；手與頭應該要高過肩膀位置，以確保

脊椎是處於伸展的狀態，而非前屈（圖6-3、6-4、6-5）。

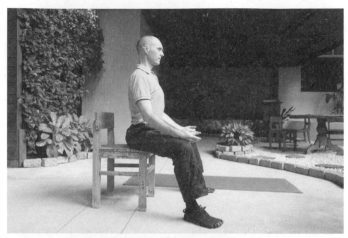

▲ 圖6-3　坐在椅子前緣處

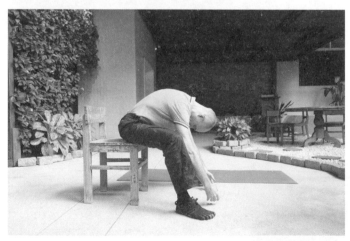

▲ 圖6-4　身體從頭頂開始往下捲，直到手碰到兩腿間的地板

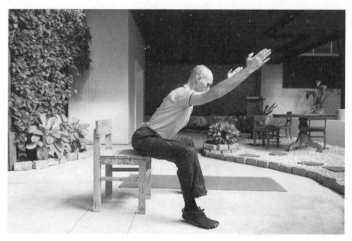

▲ 圖6-5　雙臂、胸口和頭頂向上延展；手與頭應該要高過肩膀的位置，以確保脊椎是處於伸展的狀態，而非前屈。

　　▲站立──站立版本的細節比坐姿版本還要更講究，所以就當作是進階版吧；站立時兩腳與肩同寬，身體從頭頂開始往前往下捲直到手碰到兩腿之間的地板；再從手、胸部和頭部向上延展；身體持續向前傾，脊椎在此動作大約呈現60度角，並非完全直立。在整個動作過程中保持膝蓋略微彎曲（下頁圖6-6、6-7、6-8）。

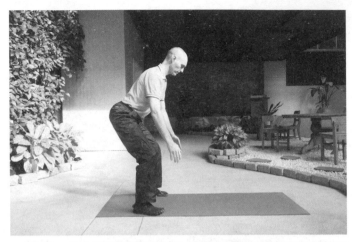

▲ 圖6-6　站立時兩腳與肩同寬，身體從頭頂開始往前往下捲直到手碰到兩腿之間的地板。

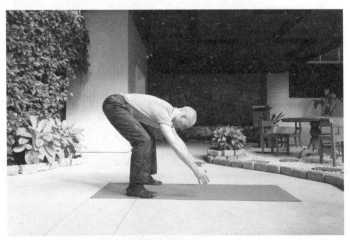

▲ 圖6-7　雙臂、胸口和頭頂朝天花板的方向延展。

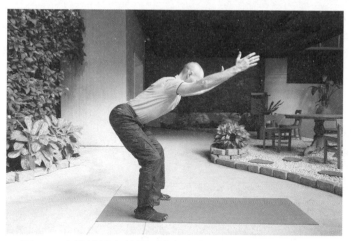

▲ 圖6-8　身體持續向前傾，脊椎在此動作的最高處大約呈現60度角，並非完全直立。在整個動作過程中保持膝蓋略微彎曲。

深蹲和手臂（Squat and arms）

　　深蹲運動是很基礎也相當重要的下股肌力訓練，它會在你行走、上樓梯、上下車，甚至是上廁所的時候都會用到。如果不曾練習過這個動作的話，那你需要漸進式的進行，以保護膝蓋，但並非指這動作會傷膝蓋，而是由於腿部肌肉先前沒有進行過這種練習，還無法吸收體重的力量，因此膝蓋就得承受更多的負荷；此動作亦會雕塑臀部、改善腰部的力量。深蹲運動是HIIT運動系統中不可或缺的一環，將會在後面增強新陳代謝活動的部分讀到更

多細節。

　　▲**深蹲搭配手前擺**──在動作中很重要的一點是確認兩腳平行，最好的方法是兩腳對齊地板上（例如瓷磚或地板）的線條，來幫助你找到正確的位置，兩腳位置會比髖部略寬，腳踝之間約有30至40公分寬；吸氣時，身體往下蹲，膝蓋往兩側方向推，確保膝蓋超過腳趾外圍；如果可以的話盡量維持大腿與地面平行，並保持脊椎打直再回到站立姿勢（圖6-9、6-10）。

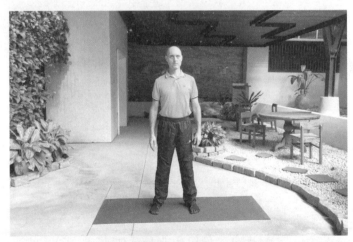

▲ 圖6-9　在此動作系列過程中，確認保持兩腳掌平行是很重要的。最好的方法是讓雙腳對齊地板上(例如瓷磚地板)的線條來幫助你找到正確的位置。雙腳位置比髖部略寬，腳踝之間約 30-40 公分寬。

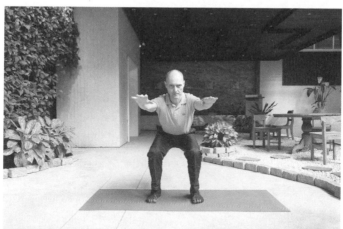

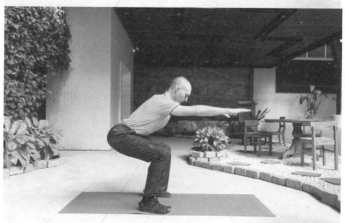

▲ 圖6-10　吸氣時身體往下蹲，膝蓋分別往左右兩側方向向外推，確保膝蓋超過腳趾外圍；如果可以的話盡量使大腿與地面平行，並保持脊椎打直再回到站立姿勢。

▲**側向深蹲和單腳平衡**——這個版本的深蹲可以改善身體側向平衡，隨著我們身體老化，這個動作十分有幫助。當身體衰老時，我們會想要避免失足跌倒，因此提升身體側面的肌力、平衡和力量就變得格外重要。先從深蹲開始，當起身上來時，身體往一側傾斜並用單腳站立、另一隻腳騰空，彷彿像一尊雕像；維持這個動作3個拍子，並在往下蹲時將騰空的腳放回地面，保持兩腳之間的寬度，當再起身上來時，換邊用另一隻腳單腳站立；動作過程盡可能保持兩腳平行；一側做5下，兩側共會做到10次深蹲（圖6-11、6-12、6-13、6-14）。

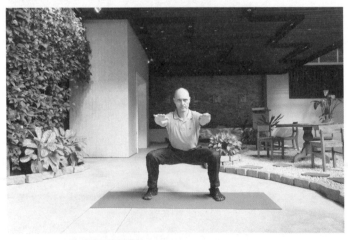

▲ 圖6-11　先從深蹲開始。

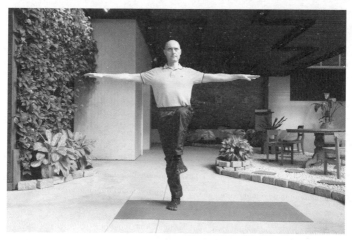

▲ 圖6-12　當起身上來的同時，身體移到一側，以單腳站立、另一腳騰空，像雕像般維持這個動作3個拍子。

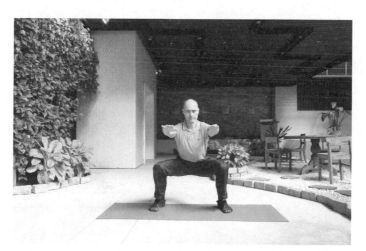

▲ 圖6-13　將騰空的腳放回地面再次深蹲，保持原先兩腳之間的寬度。

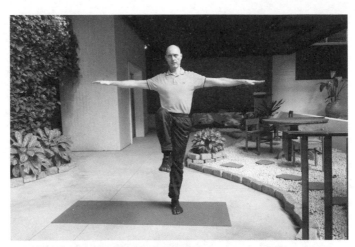

▲ 圖6-14　起身上來時，身體移到另一側，以單腳站立、另一腳騰空，像雕像般維持這個動作3個拍子。動作過程盡可能保持兩腳平行；左右兩側各做5次，共做10次深蹲。

側向轉體／脊椎旋轉（Side-to-Side / Spine Rotation）

　　旋轉運動對於減緩椎體神經根的壓力和緊繃非常重要，旋轉會增加脊椎的延展，而這就能減壓。因此，在整個脊柱中保持一種延長的感覺，好像你正在仰視後上方天空。用較小的幅度慢慢開始左右旋轉，再隨著練習次數緩慢增加活動範圍。

　　▲仰躺──呈平躺姿，雙手微張開平放在身體兩側；你也可以用一個小枕頭來幫助穩定頸部；屈膝並懸空離

地，也可稍微靠近胸口，下背部應會微微貼地；兩手掌輕壓地板，隨著吸氣將下半身慢慢往一側傾斜約45度，再隨著吐氣將下半身帶回到中心位置，同樣的動作換邊；動作過程請維持兩邊肩胛骨、肩膀和手臂貼在地面（避免一側肩膀浮起來）；你可以讓大腿、膝蓋和腳慢慢嘗試增加運動的範圍。每側最少做5下，理想是做8到10下（圖6-15、6-16）。

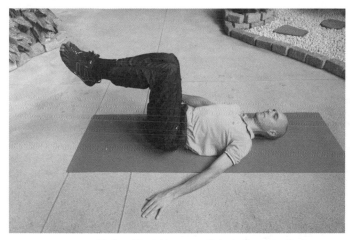

▲ 圖6-15　呈平躺姿，雙手微張開平放在身體兩側；你也可以用一個小枕頭來幫助穩定頸部；兩腳屈膝並懸空離地，也可稍微靠近胸口，下背部會微微貼地。

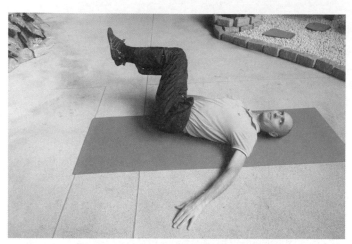

▲ 圖6-16　手掌輕壓地板，隨著吸氣將下半身慢慢往一側傾斜約 45 度，再隨著吐氣將下半身帶回到中央位置，同樣的動作換邊做。動作過程請維持兩邊肩胛骨、肩膀和手臂貼在在地面（避免一側肩膀浮起來）；你可以用大腿、膝蓋和足部慢慢增加運動範圍的角度。每側最少做 5 下，理想是做 8 到 10 下。

　　▲**椅子版本**——如果在辦公室沒辦法平躺的話，同樣的動作也可以在椅子上做。臀部坐在椅子前 1/2 處，腳和臀部維持不動，雙腳打開，身體盡可能坐直挺胸；隨著吸氣時開始旋轉頭部、肩膀、手臂和胸部，好像你轉向身後環顧四周；你可以用椅背或扶手來幫助自己做更多的旋轉；此動作過程只有上半身在旋轉，兩腳和臀部都不會移動（圖6-17、6-18、6-19）。

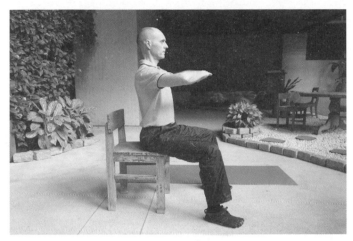

▲ 圖6-17　臀部坐在椅子前 1/2 處，腳和臀部維持不動，身體
盡可能坐直挺胸。

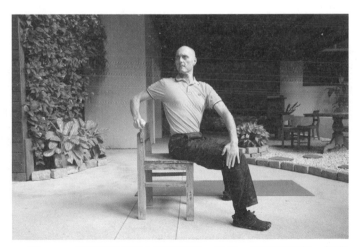

▲ 圖6-18　隨著吸氣開始旋轉頭部、肩膀、手臂和胸部，好像
你在環顧身後的景物；你可以用椅背或扶手來幫助自己做更多的
旋轉。此動作過程只有上半身旋轉，雙腳和臀部不會移動。

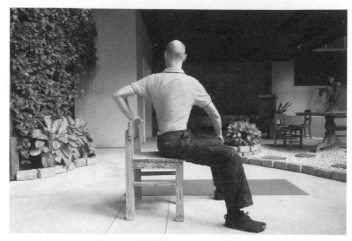

▲ 圖6-19　以相同方式轉向另一邊。

手臂活動幅度和淋巴清潔（Arm Mobility and Lymph Clearage）

　　手臂畫圓的動作對於清潔淋巴系統和放鬆肩頸肌肉非常有幫助，根據肩膀活動度的狀況和年齡，你可能會需要從小範圍的畫圓開始。疼痛感是練習做這個動作的範圍指標，如果你在做這動作時會感覺到疼痛，那就縮小畫圓的範圍，最好是感覺自己是在伸展而非促使疼痛。此動作畫圓正反方向各5-8圈左右；過程中的呼吸也很重要，吸氣時雙手上抬過頭，吐氣時兩手往身體兩側畫回來，動作的吸、吐氣越長，對健康和免疫系統的益處就越大。

　　▲**仰躺**──呈平躺姿，屈膝，下巴稍微內收以保持脖子伸直，兩手臂伸直至髖部兩側；吸氣時，手臂上舉往天花板的方向延伸，再舉過頭部，手臂位置應當會在兩耳的側邊；將你的手臂平行於地板，向下畫圓繞回到臀部；重複此動作3至5下，並在手臂繞回臀部時做呼氣。反方向畫圓時，吸氣時雙手從臀部往頭頂方向畫大圓，吐氣時雙手沿中央線向下帶回臀部位置。

　　如果在進行此動作時，感到肩部疼痛，請減小運動範圍，以避免肩部疼痛，並在未來幾週內再試圖緩慢增加運動範圍，或者請物理治療師幫助解決問題（圖6-20、6-21、6-22）。

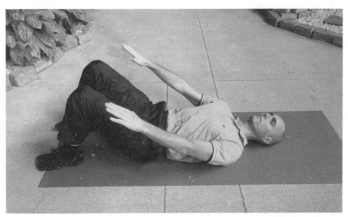

▲ 圖6-20　呈平躺姿，兩腳屈膝，下巴內收以保持脖子的長度，兩手臂伸直至髖部兩側；吸氣時手臂上舉往天花板的方向延伸。

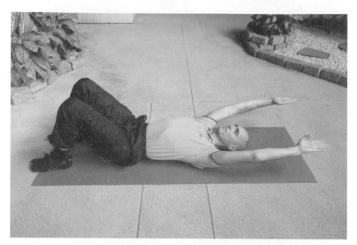

▲ 圖6-21 延伸至舉過頭部，手臂位置應當會在雙耳的兩側。

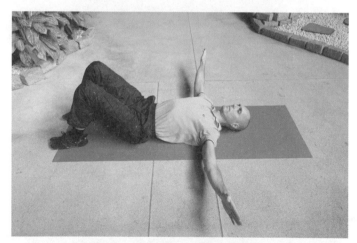

▲ 圖6-22 手臂浮在地板上方，畫大圓圈回到臀部。吸氣時雙手向上抬起越過頭部，吐氣時兩手朝身體兩側畫圓回來，重複3至5次。反方向畫圓時，吸氣時雙手從臀部往頭頂方向畫大圓，吐氣時雙手沿中央線向下帶回臀部位置。

　　▲**站立風車旋轉**──類似於仰躺手臂畫圓，維持相同的呼吸模式和動作；動作過程要注意避免髖部和身體的晃動，此動作的目的是在身體穩定的狀況下做手臂的活動；站立時，你可以做單手畫圓、雙手交替畫圓，甚至雙手同時做反方向的畫圓等不同版本（圖6-23、6-24）。

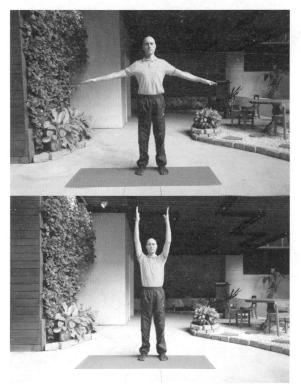

▲ 圖6-23　以站立姿態做相同動作

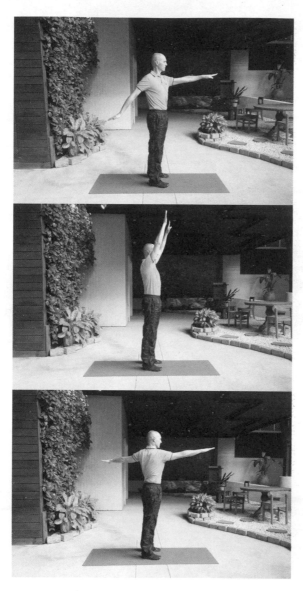

▲ 圖6-24　雙手同時做相反方向的畫圓。

　自己的癌症自己救

腹部 核心肌群（Abdominals/Core Stability）

當我們提到腹部肌肉的時候，我們通常只會想到我們的肚子。腹部肌肉從整個骨盆的中部、前部、後部和側面一直到肋骨的前部、後部和側面環繞，形成一個圓柱狀結構。這些肌肉群常常被稱為核心肌群，對維持良好姿勢、預防脊椎受傷至關重要。

▲百式預備式──彼拉提斯訓練方法中有一個很著名的動作叫做「百式」。這個動作式相當具有挑戰性，所以本書的動作是作為進入完整百式前的基礎，稱之為「百式預備式」。仰躺在地板上，雙手在頭後方；吐氣時做捲腹動作並讓上半身停在空中；上半身停在空中後，兩腳分別抬高伸直；維持此姿勢並做 5-10 次的深呼吸，呼吸越深層，動到的腹部肌肉就越多，你會愈能維持住這個姿勢。欲提高此動作的難度，你可以將兩手向大腿方向延伸並隨著呼吸做上下擺動，此變化會大大地增加腹肌的鍛鍊；你也可以將兩腿伸直來增加這個動作的挑戰難度。在此動作過程中，目標是保持下背平貼在地板上，並想像腰部圍繞著身體的中心線，向內收緊。如果下背開始挺腰的話，可稍作休息或減少動作強度，百式動作旨在深長緩慢的呼吸節奏，這是一種特別好的運動，針對清除淋巴廢棄物、刺激

身體的新陳代謝率，同時改善體態（圖6-25、6-26）。

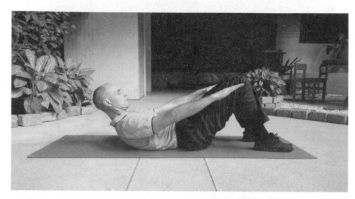

▲ 圖6-25　仰躺在地板上，吐氣時做捲腹動作並讓上半身停在空中。

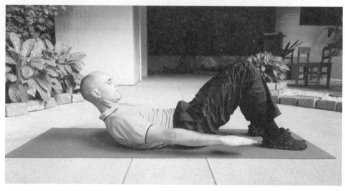

▲ 圖6-26　上半身停在空中後，維持此姿勢，搭配雙手上下擺動做 5-10 次深呼吸。

上半身停在空中後，屈膝使大腿與小腿呈 90 度；呼吸越深層，動到的腹部肌肉就越多，你會愈能維持住這個姿勢。

挑戰——欲提高此動作的難度，你可以將兩手向大腿方向延伸並隨著呼吸做上下擺動，此變化會大大地增加腹肌的鍛鍊；你也可以將兩腿微微伸直來增加這個動作的挑戰難度。

▲**單腿屈膝／直腿伸展**——從上一個百式預備式的
延伸，你可以將兩手放在一側膝蓋上，並將膝蓋拉靠近臉
部，可以想像自己要親吻膝蓋，同一時間另一隻腿則是向
遠方伸直延伸；吸氣換腿，呼氣做拉膝蓋動作；這是單腳屈
膝版本，若是換成腿伸直的話就更有挑戰了，將彎曲的一
側膝蓋伸直朝上延伸，兩腿彷彿像是一把大剪刀一樣；吸
氣時換腿，呼氣時將上方的腿拉靠近臉部；動作過程請維
持脊椎平貼在地面，腿伸直版本特別有助於伸展身體背部
的神經，而屈膝版本則是助於維持髖部的健康（圖6-27、
6-28、6-29、6-30、6-31、6-32）。

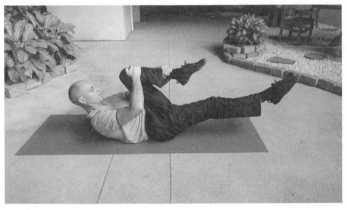

▲ 圖6-27　單腿屈膝——從上一個百式預備式的延伸，你可以
將兩手放在一側膝蓋上，將膝蓋拉靠近臉部，想像自己要親吻
膝蓋，同時另一隻腿向前延伸。

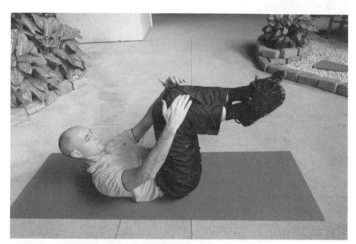

▲ 圖6-28　單腿屈膝──吸氣換腿。

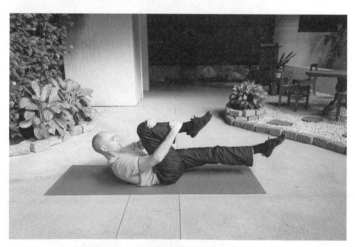

▲ 圖6-29　單腿屈膝──呼氣做拉膝蓋動作。

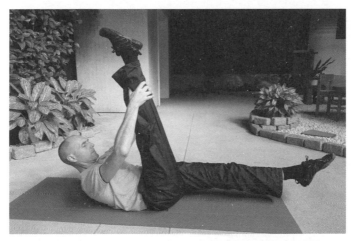

▲ 圖6-30　直腿伸展──若是換成腿伸直的話就更有挑戰了，
將彎曲的膝蓋伸直朝上延伸，兩腿彷彿像是一把大剪刀一樣。

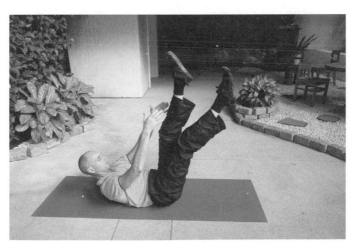

▲ 圖6-31　直腿伸展──吸氣時，換腿做。

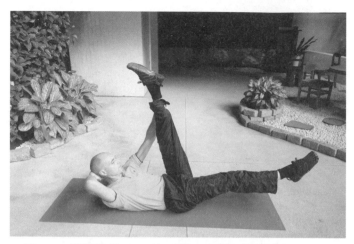

▲ 圖6-32　直腿伸展——呼氣時將上方的腿拉靠近臉部。

倒立／骨盆高於心臟類動作（Inversion）

　　倒立動作對淋巴液回流至身體中樞系統特別有幫助。由於在身體上逆向了一般的重力負荷，允許某些器官和系統休息和恢復，其本質上是副交感神經運作，這也意味著對身體放鬆。如果有任何疾病，如心臟病、血壓、眩暈和青光眼，或未完全癒合的傷口／縫合線的話，做此動作前應先諮詢醫師。

　　▲橋式——眾所周知，橋式是倒立運動中最簡易且安全的動作。呈仰躺姿，雙腳屈膝平行相距約15公分間距；

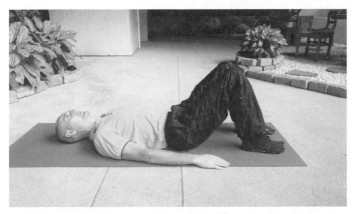

▲ 圖6-33　眾所周知，橋式是倒立運動中最簡易且安全的動作。呈仰躺姿，雙腳屈膝平行約15公分間距。

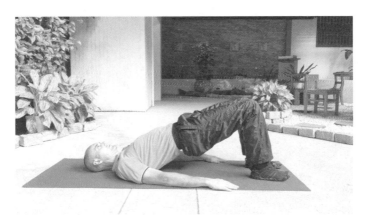

▲ 圖6-34　將骨盆朝上抬，讓身體的重量壓在肩胛骨之間，膝蓋應保持延伸使身體看上去像斜板姿勢；維持骨盆上抬和腿的高度，並從胸口開始有如融化似地讓脊椎緩慢貼回到地面，就像一個波浪穿梭在脊椎中；重複做5-10下，最後一下髖部停留在空中，做3-5次深呼吸。

將骨盆朝上抬，讓身體的重量壓在肩胛骨之間，膝蓋應保持延伸使身體看上去像斜板姿勢；維持骨盆上抬和腿的高度，並從胸口開始有如融化似地讓脊椎緩慢貼回到地面，就像一個波浪穿梭在脊椎中；重複做5-10下，最後一下，髖部停留在頂部位置，做3-5次深呼吸（圖6-33、6-34）。

▲**下犬式**──另一個較有挑戰的動作叫下犬式，為了安全考量，此動作手的位置可以放在較有高度的位置，如椅子、桌子、沙發等等。原本的動作位置是在地面呈現伏地挺身姿，又叫棒式；吸氣時身體向後做髖屈，並將臀部朝向天花板的方向，你的身體看起來會像一個顛倒的英文字母V，而你的頭部會介於兩手臂之間；呼氣時身體回到伏地挺身平板式姿勢；此動作要維持強壯的核心和脊椎打直是很重要的；重複做5-10次，如果可能的話最後一下停留，並加上3-5次深呼吸（圖6-35、6-36）。

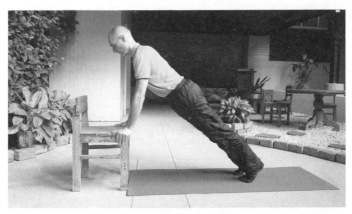

▲ 圖6-35　另一個較有挑戰的動作叫下犬式，為了安全考量，這動作雙手可以放在較高的位置，如椅子、桌子、沙發等。原動作是先從伏地挺身的姿勢，又稱棒式姿勢開始，雙手的位置落在地面。

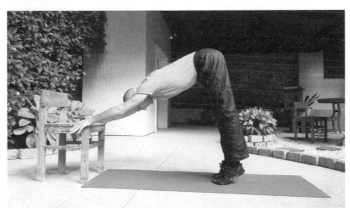

▲ 圖6-36　吸氣時身體向後做髖屈動作，並將臀部推向天花板方向，你的身體看起來會像一個顛倒的英文字母 V，而你的頭部會介於兩手臂之間。呼氣時身體回到伏地挺身平板式姿勢。在此運動過程中，維持非常強壯的腹部核心和打直的脊椎維持倒 V 姿勢加上 3-5 次深呼吸。

有氧調節（Aerobic Conditioning）

　　有氧運動是指在運動時，氧氣可以保持一段時間順暢地在身體裡運行。這需要心臟提高其運作的速度及整個身體系統運作的配合。而無氧運動則是指高強度的運動，身體無法足夠快速地輸送氧氣以跟上肌肉的力量輸出。我們的身體需要這兩種系統來達到運動效果和促進健康。建議每週至少進行20分鐘的有氧運動和2-3次的間歇性無氧運動。有氧運動不一定是像跑步、游泳、騎自行車等高強度的運動，也可以是快走，甚至掃地拖地也可以！有一種運動是兩種形式運動都兼顧的，稱爲高強度間歇訓練（HIIT）。這對於有氧和無氧系統都具有挑戰，你可以獲得強烈的新陳代謝刺激（無氧），並在全身帶動氧氣（有氧）。如果你沒有經常運動，請循序漸進的練習，可能需要數周或數月的累積以達到理想效果。不必要急於強迫自己做到超過負荷的程度。

　　▲ HIIT 陡坡／樓梯健走（較多有氧訓練）──找一條平緩或是微陡的道路，至少50公尺長，先以5分鐘的行走作爲暖身，接著做8組健走，每一組30秒，每組之間休息約30-45秒，也就是超級快速健走30秒上坡，再輕鬆地慢

慢往回走，重複8次。或者，你也可以找一層階梯（例如捷運站裡的階梯），慢跑上去再慢走下來共8次，而每次訓練時間要控制在20-30秒，所以請找距離長的階梯；如果你覺得需要的話，甚至可以搭電扶梯下樓來保護膝蓋。目標是要在最大強度下，累積共3-4分鐘的訓練時間。

▲深蹲／手臂上推／踏步或原地慢跑（較多無氧訓練）
——這種定點的HIIT鍛煉都是無氧運動，你基本上需要以最大強度連續維持3-5分鐘，不休息。同樣地，你需要逐步訓練到符合你個人體能程度以及治療狀況。HIIT比較適合作為預防治療的運動，我會建議那些正在接受對身體具挑戰治療的病患（例如化療或放射治療等），使用有氧版的陡坡健走。每個動作練習20-30秒，共3輪。

基本運動

以下是三項基本運動，按順序完成，轉換動作時間不要過長。在鍛煉過程中保持你可以達到的最強的先吸後呼的呼吸模式，呼吸吐納是讓運動達到其應有效果很重要的一部分。

▲**深蹲**──跟上述深蹲的動作描述一樣，以你可以的最快速度，雙手在下蹲時往前伸直至肩膀高度。這會將血液流動推向下肢（圖6-37）。

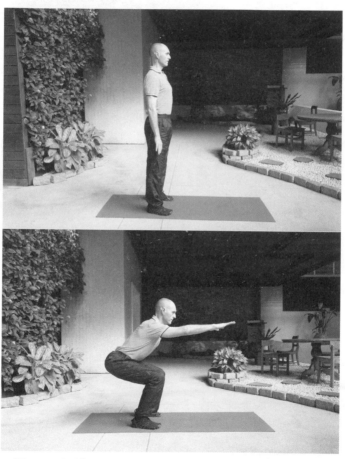

▲ 圖6-37　深蹲。

▲**手臂上推**──兩手臂同時做上下推舉，越快越好，每一次手肘彎曲時貼近身體兩側，這會幫助血液流動推向上肢。如果你是有肩膀受傷的人，你可以做向前出拳的動作（像空手道師傅）（圖6-38）。

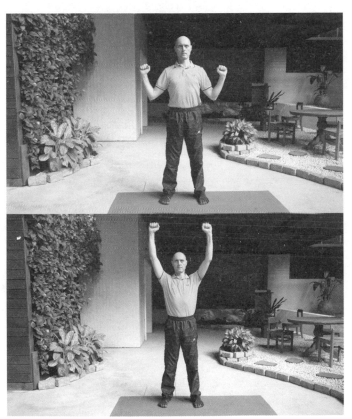

▲圖6-38　手臂上推像空手道師傅。

▲**原地踏步／原地慢跑**──手腳一同運作將血液流動至全身，踏步時抬高膝蓋，手臂彎曲做擺動，動作快且有力（圖6-39）。

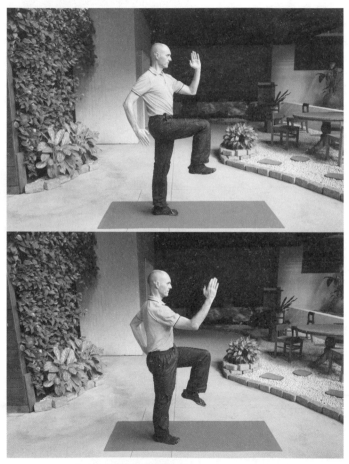

▲ 圖6-39　手臂上推像空手道師傅。

身體文化144

自己的癌症自己救——改變腫瘤微環境，以自癒力克服癌症

作　　　者——季匡華
採訪撰述——陳旻苹
主　　　編——林菁菁
美術設計——李宜芝
企劃主任——葉蘭芳

董 事 長——趙政岷
出 版 者——時報文化出版企業股份有限公司
　　　　　　108019台北市和平西路3段240號3樓
　　　　　　發行專線—（02）2306-6842
　　　　　　讀者服務專線— 0800-231-705（02）2304-7103
　　　　　　讀者服務傳真—（02）2304-6858
　　　　　　郵撥— 19344724時報文化出版公司
　　　　　　信箱— 10899臺北華江橋郵局第99信箱
時報悅讀網——http://www.readingtimes.com.tw
法律顧問——理律法律事務所 陳長文律師、李念祖律師
印　　　刷——勁達印刷股份有限公司
初版一刷——2019年3月1日
初版九刷——2022年8月31日
定　　　價——新臺幣360元

時報文化出版公司成立於一九七五年，
並於一九九九年股票上櫃公開發行，於二〇〇八年脫離中時集團非屬旺中，
以「尊重智慧與創意的文化事業」為信念。

自己的癌症自己救：改變腫瘤微環境, 以自癒力克服癌症 / 季匡華
著；陳旻苹採訪撰述. -- 初版. -- 臺北市：時報文化, 2019.03
　　面；　公分

ISBN 978-957-13-7703-2 (平裝)

1.癌症　2.免疫療法

417.8　　　　　　　　　　　　　　　　　108000368

ISBN：978-957-13-7703-2
Printed in Taiwan